セラピストのための
ChatGPT 活用ガイド

Guide to Utilizing ChatGPT for Therapists

業務効率を最大化する
賢いAIの使い方

松田雅弘　海津陽一　髙橋忠志

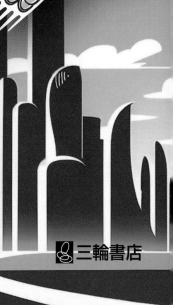

三輪書店

著者

松田雅弘（順天堂大学 保健医療学部 理学療法学科）：第1章・第4章

海津陽一（医療法人社団日高会 日高リハビリテーション病院）：活用編前文・第3章

髙橋忠志（地方独立行政法人東京都立病院機構 東京都立荏原病院 リハビリテーション科）：第2章

執筆協力

趙 孝哲（医療法人萩仁会 はぎわら病院リハビリテーション室）：第2章

注意

本書は2024年11月時点での情報をもとに作成されております。本書の記載内容や画面などは刊行後に変更されている可能性があります。本書の記載内容によって生じる不具合・損害などに対して、著者ならびに出版者はその責任を負いかねますので、読者の皆様には最新情報について十分に確認することを推奨いたします。

出版者

❖ はじめに ❖

　私たちはAI（人工知能）に使われるのか、はたまたAIを使うのか、どちらでしょうか？　本書は私たちがAIを使いこなし、日々の業務を効率化し、研究発表などにも活用できるようになるための本です。生成AIを使いこなすポイントとして、生成AIに出す指示（プロンプト）が重要になります。まずは基礎編を読んでいただき、生成AIを使いこなすための準備をしてください。そのあとは用途に応じて、各章をみていただき、実際にプロンプトを書いてみて、生成AIにいろいろと聞いてみてください。日々の業務や臨床の手助けをすぐにしてくれることが確認できると思います。

　近年、臨床で働いているセラピストの業務がますます複雑になり、患者に接する時間の余裕がなくなってきていると感じています。──そのときに役立つのは生成AIではないか？　英語が話せなくてもAIが翻訳してくれるし、挨拶状や公文書も生成AIがつくってくれる。自分の意図を伝えれば日々の仕事をいくらでも手助けしてくれる相棒になるのに、あまり使われていないではないか？　よし、医療、特にリハビリテーション業界で活用しやすいHow toを含めた本をつくろう！──そう思って本書を企画しました。

　私は日々の業務のなかで、生成AIをフルに活用しています。そうしないと今の仕事量を消化できないからです。公文書の作成、英文校正、研究に必要な情報の要約などなど……AIに頼む作業は多岐にわたっています。あまりにも頼りになる相棒すぎて、困ったときについつい「どうしよう」と話しかけて、助けを求めてしまうくらいです。

　本書の主役として紹介するAIはChatGPTです。ChatGPTで解決することは多いですが、使ううえでの注意点と限界があります。それは、本書を読んでいただくと理解できると思いますが、相手は情報であって、人ではないということです。情報をうまく活用して、私たちの生活や仕事に役立てていく必要があります。

今、あなたが思ったことをChatGPTに聞いてみてください。未来社会のモデル像といわれるSociety5.0は、人間中心の社会を目指しています。そう、人間らしい活動の時間を、臨床で患者に対応する時間を、なりたい自分・やりたいことをかなえるための時間を、ChatGPTの力を借りて実現していきましょう！　そのノウハウがこの本に詰まっています。

2024年11月

松田雅弘

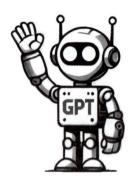

Contents

はじめに iii

基礎編

第1章 ChatGPT の基礎知識 (松田雅弘)

1.1 ChatGPTとは？ ・・ 4
1. ChatGPTってなに？／2. ChatGPTの仕組み／3. セラピストとしてのChatGPTの利用方法／4. ChatGPTの利点と限界／5. ChatGPTについてわかっていること／6. まとめ

1.2 利用開始までのステップ ・・・・・・・・・・・・・・・・・・・・・・・・・・・・・・・・・・・・ 10
1. ChatGPTを利用するための準備／2. ChatGPTの基本的な設定／3. 実際にChatGPTを使ってみよう／4. まとめ

1.3 基本的な操作方法 ・・・ 19
1. ChatGPTのインターフェースの紹介／2. 実際の操作方法／3. トラブルシューティング／4. まとめ

1.4 プロンプトの書き方 ・・・・・・・・・・・・・・・・・・・・・・・・・・・・・・・・・・・・・・・ 28
1. プロンプトとは？／2. プロンプトの基本構成／3. 効果的なプロンプトを書くためのポイント／4. まとめ

1.5 有効な質問 (プロンプト) と質の高い回答を得るコツ ・・・・・・・・・ 31
1. 質問の目的を明確にする／2. 複数の視点を考慮する／3. 質問を段階的に展開する／4. オープンエンドとクローズドエンドの使い分け／5. 前提条件を示す／6. 具体例やケーススタディを活用する／7. 回答の質を向上させるためのフィードバック／8. 一度に複数の質問を避ける／9. 時折、AIの限界を考慮する／10. 練習問題／11. まとめ

1.6 リハビリテーションにおけるChatGPTの活用 ・・・・・・・・・・・・・・・ 40
1. 実際のリハビリテーションでのChatGPTの活用事例／2. セラピストが知っておくべきポイント／3. ChatGPTの今後の可能性／4. まとめ

1.7 ChatGPTの限界と倫理的な配慮 ・・・・・・・・・・・・・・・・・・・・・・・・・ 45
1. ChatGPTの限界／2. ChatGPT利用における倫理的な配慮／3. まとめ

1.8 情報リテラシー ・・・ 50
1. 情報リテラシーとは？／2. ChatGPTの情報リテラシーにおける基本的な考え方／3. 情報リテラシーを高めるための実践的なステップ／4. まとめ

活用編

本書における「ChatGPT×セラピスト」の協働的執筆方法について
（海津陽一）・・・57

第2章　臨床での活用法
（髙橋忠志／執筆協力：趙 孝哲）

2.1　リハビリテーション経過報告書・・・・・・・・・・・・・・・・・・・・・・・・62
ChatGPT×リハビリテーション経過報告書作成

2.2　リハビリテーションプランの作成・・・・・・・・・・・・・・・・・・・・・69
ChatGPT×リハビリテーションプラン

2.3　リハビリテーション科内マニュアル作成・・・・・・・・・・・・75
ChatGPT×マニュアル

2.4　ホームページへの活用：キャッチコピー、画像の生成・・・・・・・82
ChatGPT×ホームページ作成

2.5　患者数推移の分析と説明資料・・・・・・・・・・・・・・・・・・・・・・・88
ChatGPT×経営分析

2.6　塗り絵の画像生成・・・・・・・・・・・・・・・・・・・・・・・・・・・・・・・・・94
ChatGPT×塗り絵

2.7　失語症患者の自主トレーニングメニュー・・・・・・・・・・・・・97
ChatGPT×失語症患者の自主トレメニュー

2.8　メール対応・・・・・・・・・・・・・・・・・・・・・・・・・・・・・・・・・・・・・・100
ChatGPT×メール

2.9　研修会の案内・・・・・・・・・・・・・・・・・・・・・・・・・・・・・・・・・・・102
ChatGPT×研修会案内

2.10　臨床実習指導者のフィードバックコメント・・・・・・・・・・107
ChatGPT×臨床実習指導者

Contents

第3章　新人教育への活用法　　(海津陽一)

3.1　基本業務のプリセプター ……………………………………… 112
ChatGPTを基本業務のプリセプターにする

3.2　教材作成の自動化 …………………………………………… 117
1. ChatGPT×教材作成の自動化の活用①：教材コンテンツの自動生成／2. ChatGPT×教材作成の自動化の活用②：学習クイズの自動作成

3.3　模擬患者を用いたケーススタディのサポート …………… 127
1. ChatGPT×模擬患者を用いたケーススタディのサポート①：リアルな模擬患者作成／2. ChatGPT×模擬患者を用いたケーススタディのサポート②：コミュニケーション練習ツール

3.4　新人セラピストへのフィードバック支援 ………………… 139
1. ChatGPT×新人セラピストへのフィードバック支援①：フィードバックガイドラインの作成／2. ChatGPT×新人セラピストへのフィードバック支援②：実際のフィードバックシナリオの作成

3.5　スキルアップ支援 …………………………………………… 148
1. ChatGPT×スキルアップ支援①：1日の業務終了後のセルフリフレクション／2. ChatGPT×スキルアップ支援②：疾患/症状概要とリハビリテーション

第4章　学会発表・研究・論文作成における ChatGPTの活用法　　(松田雅弘)

4.1　抄録の作成とプレゼンテーションのデザイン …………… 162
1. 抄録の作成の手順／2. 発表プレゼンテーションの支援／3. 効果的なプレゼンテーションにするための発表方法に関するアドバイス

4.2　スライド作成の効率化の方法 …………………………… 174
1. OCRの活用／2. スライド作成の自動化ツールの活用／3. 図や表の作成／4. 関連する文献のまとめ方

4.3　研究デザインの構築・研究計画の立案 …………………… 203
1. 研究デザインの種類を提案する方法／2. 研究計画をChatGPTに聞きながら立案する方法

vii

4.4 文献検索と情報収集 ······················· 213
1. PubMedや医中誌での文献検索方法／2. ChatGPTでの文献検索方法／3. Perplexityや Otioなどの生成AIを使ったまとめ方

4.5 データ解析と視覚化 ························· 219
1. データ解析のための簡単な統計の考え方／2. 研究の種類によるデータ解析のまとめ方／3. データ解析の結果を視覚化する方法／4. AIを使った視覚化のサポート

4.6 論文作成の支援・論文の構成と執筆支援 ·············· 223
1. 論文作成のための基本的な構成／2. 執筆支援としての生成AIの活用／3. 執筆のサポート／4. 英語論文の執筆支援における ChatGPTと DeepLの使い方

おわりに　229

索引　233

Column　コラム

ここがポイント！ ···························· 5
おしゃべり上手なAIは知識の泉 ···················· 5
ChatGPTは鍛えれば鍛えるほど、正確で強くなる？ ·········· 7
こんな使い方もある！ ·························· 7
相手を知る！　限界を知る！ ····················· 9
ChatGPTでサクッと業務効率化！ ·················· 9
ChatGPTのバージョンヒストリー（2024年11月現在） ········· 13
アーカイブ設定 ····························· 14
ChatGPTの回答の下に出るアイコンはどんな意味？ ·········· 18
ChatGPTのチャットの記録について ················· 20
Markdown記法 ···························· 30
プロンプトの書き方のコツ：可能性の自由度を減らすための5つのポイント ··· 38
アップデート情報の確認 ························· 44
ハルシネーションに注意！　ChatGPTは間違えもするし、
わからないことには平然と嘘もつく？ ················ 49
日常生活にAIが当たり前になる時代 ················· 54

Contents

Link with reality　人工知能を実際に活用している病院はあるの？ ············ 74

ChatGPT は絵が苦手？ ··· 86

ChatGPT は計算が苦手？ ·· 93

ChatGPT は文字カウントも苦手？ ··· 106

Link with reality　人工知能を活用することで
具体的にどの程度効率化される？ ··· 109

Link with reality　組織独自の情報に基づき ChatGPT を活用するシステム ···· 115

My GPT 機能を使いこなそう！ ··· 116

Link with reality　ChatGPT の問題作成能力は？　また効率化の効果は？ ····· 126

Link with reality　AI を用いてペルソナを作成した企業 ················ 132

ChatGPT の音声会話機能を使いこなそう！ ······························ 137

Link with reality　推奨されるケースシナリオの作成 ··················· 138

Link with reality　ChatGPT は共感力がとても高い ···················· 147

Link with reality　推奨されるリフレクティブ・プラクティス ·········· 155

英語で調べてみよう ··· 159

抄録の質をより高めたいと思ったときに
「Zero-shot と Few-shot」の視点を理解しておこう ···················· 165

Link with reality　ChatGPT をライティングタスクに用いることの効果は？ ·· 173

有料版でできること ··· 180

ChatGPT は左右がわかる？ ·· 188

Canva を使った研究データのまとめ方 ·· 190

論文執筆に役立つ AI ツール ·· 193

プロンプトのカスタマイズ ·· 202

効率的な検索と情報収集のコツ ·· 218

応用編　通知の設定 ··· 222

YouTube をテキスト化 ·· 228

ix

基礎編

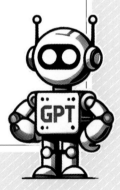

> ChatGPT、生成AIとは何か、やさしく教えて！

第1章

ChatGPTの基礎知識

1.1 ChatGPTとは？

① ChatGPTってなに？

　ChatGPTは人工知能（AI）の一種で、テキストベースのコミュニケーションを通じて、人間と自然な対話を行うことができるツールです。OpenAI（アメリカの企業）によって開発されたこの技術は、膨大なテキストデータを学習し、人間のように文章を生成する能力を持っています。ChatGPTは、ビジネスなどの多くの分野で活用されており、医療の分野にも広がっています。

　ChatGPTは大規模言語モデル（Large language Models：LLM）、すなわち、大量のデータとディープラーニング（深層学習）技術によって構築・学習された言語モデルを搭載したテキスト生成AIです。

　ユーザーが入力した文章（プロンプト）に対して、会話のように最も関連性の高い文章をつなげて出力してくれる特徴をもっています。このツールは、特に言語の生成に優れており、質問に答えたり、アドバイスを提供したり、複雑な概念を説明することが可能です。例えば、ユーザーが「ストレスを和らげる方法を教えてください」と尋ねると、ChatGPTはリラクセーションテクニックやストレス管理の方法を提案することができます。

Column

ここがポイント！

　知りたい情報を得るためには、プロンプトの打ち方がポイントです。この本でも、その点が強調されています。例えば今までも、Google、Yahooなどの検索サイト、または文献の検索でも、探したい物がうまく探せずイライラしたことがあると思います。でも、検索語句をどのようにするかで、探し物にたどり着く最短の法則を知ることによって、探したいものが上手に探せるようになったと思います。ぜひこの本のプロンプトの打ち方も参考にしてください。そして自分で、ChatGPTで少しの時間、遊んでみて、try and errorを経験してみると、その極意が身について、今後の業務の超短縮につながります。

Column

おしゃべり上手なAIは知識の泉

　大規模言語モデルとは、膨大な量のテキストデータを使って訓練された人工知能（AI）です。このモデルは、文章のパターンを学習し、人間のように自然な文章を生成することができます。例えば、友達にメッセージを送るように「猫について教えて」と入力すると、モデルは「猫は柔らかい毛並みをもつ動物で、昼間はよく寝ています」などと答えます。言語モデルは、あたかも知識の泉のようで、あなたが質問すると、それに合わせた情報を引き出してくれるのです。大規模言語モデルとは、おしゃべりが得意なAIだと考えてみてください！

2 ChatGPTの仕組み

ChatGPTは、GPT（Generative Pre-trained Transformer）という技術に基づいています。この技術は、大規模なデータセットを使って事前にトレーニングされており、そのデータには書籍、ウェブサイト、記事など、さまざまな文章が含まれています。トレーニング後、ChatGPTはこれらのデータに基づいて、自然な文章を生成できるようになります。

重要なことは、ChatGPTが「確率的」な方法で応答を生成しているという点です。つまり、与えられた入力に対して最も適切な応答を予測し、それを生成します。しかし、ChatGPTは人間の感情や意図を理解しているわけではなく、単に学習データに基づいて回答を作成していることを、理解しておくことが重要です。

3 セラピストとしてのChatGPTの利用方法

セラピストがChatGPTを利用する場合、いくつかの有用なシナリオが考えられます。例えば、次のような場面で役立つでしょう。以下はChatGPTが出した回答ですが、本書では、「この方法で使いたい」「こんな方法で使えるのか」を中心に展開していきます。

①**情報提供**：対象者やセラピストが特定の健康問題について質問した場合、ChatGPTは迅速に関連する情報を提供できます。例えば、脳卒中の一般的な症状や治療法についての説明を簡潔に行うことができます。

②**治療の補助**：対象者との治療中に、ChatGPTを補助的に使用して、適切な質問を作成したり、リハビリテーションの進行をサポートすることなどができます。これは特に新人セラピストにとって有用です。

③**リソースの提案**：対象者に役立つリソース（例：書籍、ウェブサイト、アプリなど）を提案する際に、ChatGPTは多くの選択肢を提供できます。

ただし、ChatGPTはあくまで補助ツールであり、セラピストの専門知識や人間としての洞察に取って代わるものではありません。補助的にChatGPTを活用しながら、リハビリテーションのプロセスにおいては、対象者の感情やニーズを深く理解し、適切な対応をすることが必要です。

Column

ChatGPTは鍛えれば鍛えるほど、正確で強くなる？

　ChatGPTは「現在」の情報をまとめているため、今後の情報の更新によって、回答の内容は変わってきます。つまり、正確な回答が出てくる確率は上がる！　ということです。しかし、正確な回答の確率が100％になるかは疑問です。また、プロンプトの打ち方で回答の精度が変わります。複雑な聞き方や、あいまいな聞き方だと、正確な返答は見込めません。ChatGPTには、もちろん感情や意図はないので、返答は平板なものですが、淡々と返答してくれる「かわいい相棒」です。

Column

こんな使い方もある！

　ChatGPTは先輩に聞きにくいことも教えてくれます。「理学療法の臨床推論にかかわるわかりやすい書籍を教えて？」と聞くと、3冊、その概要も含めて教えてくれました。ちょっと怖い先輩に聞く前に情報を得ておくと、先輩とも円滑にコミュニケーションができるかもしれませんね。ただ、ときどき実在しない書籍を教えられることもあるので気をつけて！

4 ChatGPTの利点と限界

ChatGPTは、情報の即時提供や多様な質問への対応に優れており、セラピストの負担を軽減することができます。しかし、いくつかの限界もあります。

①**感情の理解不足**：ChatGPTはテキストのパターンを学習しているだけで、感情を理解することはできません。したがって、感情的なサポートや共感が必要な場面では、セラピストの直接的な関与が不可欠です。

②**誤情報のリスク**：ChatGPTはあくまで過去のデータに基づいて応答を生成するため、必ずしも正確な情報を提供するとは限りません。セラピストは、提供される情報が適切かどうかを常に確認する必要があります。

③**依存のリスク**：ChatGPTに過度に依存すると、対象者との直接的なコミュニケーションが希薄になるリスクがあります。セラピストは、あくまでChatGPTを補助的に使用し、対象者との関係を第一に考えるべきです。

5 ChatGPTについてわかっていること

ChatGPTは、セラピストにとって強力なツールとなりえますが、その利用には慎重さが求められます。適切に活用することで、対象者への支援をより効果的に行うことができますが、常にセラピスト自身の判断と専門知識を優先することが重要です。この技術を理解し、利点と限界を踏まえたうえで、適切に活用することが、対象者との健全な関係を築く鍵となります。

6 まとめ

少しチャットGPTを知っていただけましたか？　これはあくまで情報の整理やまとめを手助けするツールです。その特性を理解して、チャットGPTを使いこなし、セラピストの業務の効率化に活用してください。

ここからがチャットGPTの使い方の本格的なスタートです。みなさんの日々の業務にあてはめて、素晴らしい相棒に育ててください。

Column

相手を知る！　限界を知る！

　ChatGPTはいい相棒でも、扱う相手は情報です。情報は正しく活用してナンボです。情報は変わりますし、意図的に捏造された情報も、インターネットでは多くみられます。それらもChatGPTの学習に含まれています。情報を鵜呑みにするのではなく、情報を活用する姿勢が大切です。活用方法にも限界はありますが、本書では現在セラピストが可能な活用法についてまとめていますので、ぜひとも「相手を知って」活用してください。

Column

ChatGPTでサクッと業務効率化！

　リハビリテーションセラピストのみなさんには、これまで時間がかかっていた作業や、ちょっと面倒だった作業ってありますよね。ChatGPTを使えば、そんな作業もサクッとこなせます。例えば、膨大な研究論文から最新エビデンスを一瞬で引っ張り出したり、患者さんの症状を入力するだけでリハビリテーションプランのアイデアをバンバン提案してくれます！　さらに、治療方針のプレゼン資料もあっという間に完成してしまいます！　しかも、英語論文を書くときには、専門用語の翻訳やカッコイイ表現までアドバイスしてくれるので、国際学会だって怖くありません！こんなこともできる、あんなこともできるという驚きがあるはずです。ChatGPTを味方にすれば、リハビリの現場がもっともっとパワフルになります！

1.2 利用開始までのステップ

1 ChatGPTを利用するための準備

　ChatGPTを活用するためには、いくつかの準備が必要です。以下の手順に従って、スムーズに導入を進めていきましょう。

　なお、以下の画面操作などは原則的に、PCのブラウザ版をもとに説明しています。

インターネット接続の確認

　ChatGPTはインターネットを通じて利用するため、安定したインターネット接続が必要です。セラピーの最中に接続が途切れると、対話が中断されてしまうため、信頼性の高いネットワーク環境を整えてください。

デバイスの準備

　ChatGPTはPC、タブレット、スマートフォンなど、さまざまなデバイスで利用可能です。もし臨床のなかでデジタルデバイスが使えるなら、使いやすいデバイスを選び、適切な動作環境を整えましょう。例えば、長文の入力が必要な場合は、PCやタブレットが便利です。

必要なアカウントの作成

　ChatGPTを利用するには、OpenAIのアカウントが必要です。以下の手順でアカウントを作成しましょう。

→OpenAIのウェブサイトにアクセスします（https://chatgpt.com/）。
→トップページの「サインアップ」ボタンをクリックします。

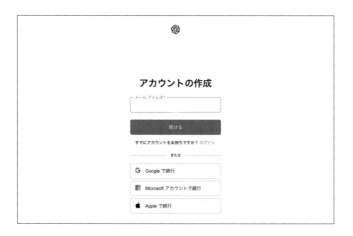

→メールアドレスやGoogleアカウントを使って登録を完了します（Microsoft
　アカウントやApple IDでも紐づけられます）。
→登録が完了したら、ログインしてChatGPTのサービスにアクセスできます。

プランの選択：有料プランと無料プラン

　ChatGPTには、無料プランと有料プランがあります。リハビリテーションでの利用頻度や必要な機能に応じて、適切なプランを選択しましょう。無料プランでも基本的な機能は利用できますが、使用時間やアクセス優先度に制限があります。有料プランでは、これらの制限が緩和され、よりスムーズな利用が可能です。

　有料プランと無料プランの主な違いは、以下のとおりです。

①**文字数制限**：無料プランでは最大2,048文字、有料プランでは最大4,096文字まで対応しています。有料プランなら、一度に取り込める文字数が多いため、翻訳や要約時に複数回に分ける手間を半減できます。また、回答の充実度も期待できます。

②**リクエスト制限**：無料プランでは、1分間に最大60リクエスト、1日に4,000リクエストまで利用可能です。この制限を超えると、エラーメッセージが表示され、およそ1時間使用が制限されます。

③**レスポンス速度**：回答速度は無料プランのほうが速くなっています。これは、有料プランがより複雑な処理を行っており、より多くの文字や高度な処理に対応しているためです。また、有料プランでは画像処理機能が追加されたことも影響しています。

◆ChatGPTのプラン

	ChatGPT Plus	ChatGPT
月額料金	20米ドル（約3,000円）	無料
使用モデル	GPT-4o、GPT-4o mini、GPT-4	GPT-4o mini

（2024年11月時点の情報をもとに作成）

❷ ChatGPTの基本的な設定

　アカウントの作成が完了したら、次はChatGPTの設定に進みます。設定はシンプルですが、最適な利用のためにいくつかの項目を調整しておきましょう。

　まずは言語設定です。ChatGPTは多言語に対応しており、日本語でも利用可

能です。下の図で画面右上にあるユーザーアイコンから、設定メニューを選択し、「日本語」を選択することで、日本語でのやりとりがスムーズになります。通常は自動検出されます。

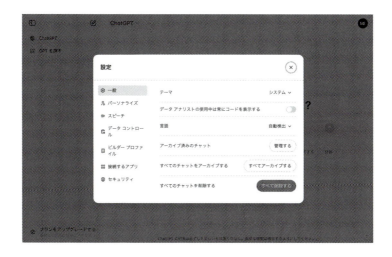

Column

ChatGPTのバージョンヒストリー（2024年11月現在）

- 2022年11月30日：ChatGPT-3.5；初の対話特化モデルとしてリリース。日常的な質問応答や創造的な文章生成が可能で、公開後5日間で利用者数が100万人、2カ月で1億人を突破するなど注目を集めました。
- 2023年3月15日：GPT-4；高度な理解力と創造力をもち、多言語対応が強化され、日本語での精度も向上しました。
- 2024年5月13日：GPT-4o；GPT-4の改良版として登場し、応答速度が向上し、テキスト、音声、ビジョン機能の統合も改善されました。

Column

アーカイブ設定

　サイドバーにチャットの履歴が残りますが、それを残しておきたくない場合、あるいは他人には見られたくないがチャットの内容は残しておきたい場合、などがあると思います。アーカイブとは、サイドバーから消去し、他の場所で保存しておく機能です。

　アーカイブの方法はチャットの右に出てくる「…」（オプション）をクリックします。

　このメニューのなかから「アーカイブする」をクリックすると、選択されたチャットの内容がアーカイブされ、そのチャットはサイドバーから消去されます。

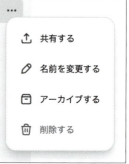

　アーカイブされたチャットを復元する方法は、ユーザーアイコンをクリックし、メニューから「設定」を開きます。

　設定をクリックしたら、設定画面（p.13）から「アーカイブ済みのチャット」の「管理する」をクリックします。

　すると、以下のようにアーカイブしたチャットが出てきます。ゴミ箱の左の「会話のアーカイブを解除する」のアイコンをクリックすると、サイドバーに戻ります。ゴミ箱マークをクリックすると削除されますので、注意してください。

❸ 実際にChatGPTを使ってみよう

基本的な設定が完了したら、実際にChatGPTを使ってみましょう。以下の手順で、簡単な会話を試してみてください。

試しに質問してみる

ChatGPTを初めて使う場合、まずは簡単な質問から始めてみましょう。例えば、「体を柔らかくする方法を教えてください」と入力してみます。するとChatGPTは、静的ストレッチ、動的ストレッチ、ヨガ、筋膜リリース、定期的な運動を提示してくれました。さらに注意点として、「ストレッチは無理に行わず、痛みを感じたらやめてください」とか、「呼吸を意識してリラックスしながら行うことが大切」と教えてくれます。

> 体を柔らかくする方法を教えてください。

体を柔らかくするための効果的な方法はいくつかあります。主にストレッチを中心としたアプローチですが、その他の要素も組み合わせると、柔軟性を向上させるのに役立ちます。以下にその方法を紹介します。

1. 定期的なストレッチ
- **ダイナミックストレッチ**：運動前にお勧めのストレッチです。体を動かしながら筋肉を伸ばすことで、筋肉と関節をウォーミングアップします。例としては、アームサークル（腕を大きく回す）レッグスイング（足を前後に振る）などがあります。
- **静的ストレッチ（スタティックストレッチ）**：運動後やリラックス時に行うと効果的です。各ポーズを20〜30秒間静止することで、筋肉をじっくりと伸ばします。たとえば、前屈や座った状態での開脚ストレッチなどです。

2. ウォームアップ
- ストレッチを行う前には、軽いウォームアップが重要です。軽いジョギン

グや体をほぐすエクササイズで筋肉の血流を増やし、柔軟性を向上させる
準備をしましょう。

3. ヨガやピラティス

• ヨガやピラティスは柔軟性を高めるのに非常に効果的です。特にヨガは筋
  肉を伸ばしつつリラックスできるため、心身の柔軟性を養うのに適してい
  ます。

4. 深呼吸

• ストレッチ中に深い呼吸を行うことで、筋肉の緊張を和らげ、より深く体
  を伸ばすことができます。

5. 一貫性が大切

• 柔軟性を向上させるには、日々の積み重ねが重要です。無理をせずに、少
  しずつ柔軟な範囲を広げることを目指しましょう。週に数回、定期的にス
  トレッチを行うことが効果的です。

6. マッサージやフォームローラーの活用

• マッサージやフォームローラーを使って筋肉の緊張を和らげることで、ス
  トレッチの効果を高めることができます。

体を柔らかくするには、無理せず自分のペースで続けることが大切です。

リハビリテーションに関連する質問を試す

　次に、リハビリテーションに関連する質問をしてみましょう。「半側空間無視
の症状とは？」や「認知行動療法とは？」といった質問をすることで、ChatGPT
の応答を確認できます。

半側空間無視の症状を簡単に説明してください。

半側空間無視（はんそくくうかんむし）は、脳の片側が損傷を受けた結果、反対側の空間や物体に対して意識が向かなくなる症状です。 たとえば、右脳が損傷を受けた場合、左側の視野や身体の左側にある物体が見えていても、それに気づかない、または無視してしまうことがあります。

この症状は、視覚だけでなく、触覚や聴覚にも影響を及ぼすことがあり、患者は身体の片側を完全に無視することもあります。日常生活においては、食事中に皿の片側にある食べ物を残してしまったり、服を片側だけ着たりすることが見られます。

> 認知行動療法を簡単に説明してください。

認知行動療法（CBT：Cognitive Behavioral Therapy）は、思考（認知）と行動のパターンを変えることで、感情や行動にポジティブな変化をもたらす心理療法です。特に、うつ病や不安障害、ストレス関連の問題に効果的です。

基本的な考え方
- **認知**：私たちの思考が感情や行動に大きな影響を与えるという考え方です。例えば、ある状況についてネガティブな思考を持つと、その結果として不安や落ち込みを感じることがあります。
- **行動**：問題を引き起こしている行動を特定し、それを変えることで、心の健康を改善しようとします。

主な方法
1. **認知再構成**：ネガティブな思考を認識し、それをより現実的でポジティブなものに置き換える練習をします。
2. **行動活性化**：うつ状態などで行動が減少している場合、活動的になるよう促し、日常生活の中で喜びや満足感を増やすことを目指します。
3. **エクスポージャー療法**：不安や恐怖を引き起こす状況に段階的にさらされることで、その感情に対処する力を養います。

認知行動療法は、クライアントが自身の思考や行動に対する理解を深め、自分でそれをコントロールできるようにすることを目指しています。

また、特定のトピックについて深掘りしたい場合は、続けて関連する質問をしていくことで、詳細な情報を引き出すことができます。

4 まとめ

このセクションでは、ChatGPTを導入するまでのステップについて解説しました。インターネット接続やデバイスの準備、アカウントの作成から始まり、実際にChatGPTを使ってみるまでが可能になりました。ChatGPTとの簡単な会話をいろいろと試してみましょう。

Column

ChatGPTの回答の下に出るアイコンはどんな意味？

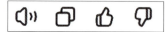

左から
- 声に出して読む：音声で読み上げます。
- コピー：回答のテキストがコピーされます。なお、画像はコピーされませんので、画像はダウンロードするか、通常のコピーアンドペーストを使用してください。
- よい回答です：「よい回答」の時に押すボタン（必ずしも押す必要はありません）
- よくない回答です：「よくない回答」の時に押すボタン（必ずしも押す必要はありません）

1.3 基本的な操作方法

 ChatGPTのインターフェースの紹介

　ChatGPTを効果的に利用するためには、まずそのインターフェースを理解することが重要です。ChatGPTのインターフェースはシンプルで、直感的に操作できるよう設計されていますが、各部分の役割を知っておくことで、さらにスムーズに使用できます。

メイン画面の構成

　ChatGPTを起動すると、最初に表示されるのがメイン画面です。この画面では、以下の主要な要素が表示されます。

①**入力フィールド**：初期画面では画面中央（以後は下部）に位置しており、ここ

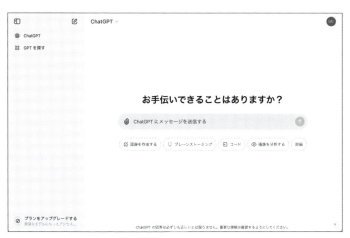

ChatGPTのメイン画面の構成

にテキストを入力します。質問や指示（プロンプト）を入力し、「送信」ボタン❶を押すと、ChatGPTが応答を生成します。

②**サイドバー**：画面左側に位置し、これまでのチャットがスレッドとして保存されます。過去のやりとりを見直すことができます。

③**設定ボタン**：画面のユーザーアイコンをクリックすると歯車アイコンの「設定」が出てきます。歯車アイコンからアクセスして、設定を変更できます。

入力と応答の流れ

基本的な操作は、テキストを入力して送信するだけです。入力した内容に基づいて、ChatGPTは即座に応答を返します。複雑な指示を出す場合も、なるべくシンプルな言葉でわかりやすく指示することがコツです。

◆プロンプト例：
「今日はストレスが溜まっているので、リラクゼーション方法を教えてください。」
「不安感を減らすための簡単な呼吸法を教えてください。」

これらの質問に対して、ChatGPTはリラックス方法や呼吸法の具体的な手順を説明してくれるでしょう。

ChatGPTのチャットの記録について

- **セッション**：ChatGPTとの特定のチャットのやりとりのことです。セッション中は、ユーザーとの会話の文脈が保持され、以前のメッセージや情報をもとに応答が生成されます。1つのセッションが終わると、そのやりとりはサイドバーに「スレッド」として保存され、次の新しいセッションが始まります。
- **スレッド**：サイドバーに表示されているこれまでの各セッションのことです。
- **チャット履歴**：サイドバーにあるすべてのスレッドを含む全体の履歴のことです。

❷ 実際の操作方法

　ここでは、ChatGPTを利用した具体的な操作方法をステップ・バイ・ステップで説明します。

基本的な質問をしてみる

　まずは、基本的な質問をしてみましょう。例えば、「対象者が立った瞬間にふらつきます。どのように対応すればよいですか？」と入力します。

◆手順
①入力フィールドに質問を入力します。
②「送信」ボタンをクリックします。
③ChatGPTの応答を確認します。
④ChatGPTは、ふらつきの改善やリスク回避に役立つ具体的なアプローチやテクニックを提案してくれるでしょう。

> 対象者が立った瞬間にふらつきます。どのように対応すればよいですか？

 対象者が立った瞬間にふらつく場合、いくつかの対応策があります。以下はその一例です。

1. ゆっくりと立ち上がるように促す
- 立ち上がるときに急に動くと、血圧が急に変動してふらつきやすくなります。まず、座った状態で深呼吸をし、数秒間静止させた後、ゆっくりと立ち上がるように指導します。

2. 足の位置を調整する
- 立ち上がる前に、足を肩幅くらいに開いて安定した姿勢を取るように促し

ます。これにより、バランスが取りやすくなります。

3. サポートを提供する
- 立ち上がる際には、手すりや歩行器などのサポートを利用するか、付き添いが手を貸してバランスを取る手助けをします。

4. 血圧や脈拍を確認する
- 立ちくらみが頻繁に起こる場合、低血圧や不整脈が原因かもしれません。血圧や脈拍の確認を行い、必要に応じて医療機関に相談することが重要です。

5.適切な水分補給
- 脱水症状が原因でふらつくこともあるため、適切な水分補給を心がけます。

より複雑な指示を試す

　ChatGPTは、簡単な質問だけでなく、複雑な指示にも対応できます。例えば、「半側空間無視について簡単に説明し、その治療法を3つ提案してください。」といった指示を出してみます。

◆手順
①入力フィールドに複雑な指示を入力します。
②「送信」ボタンをクリックします。
③ChatGPTの応答を確認します。
→この場合、ChatGPTはまず半側空間無視の概要を説明し、その後に代表的な治療法を提案します。

半側空間無視について簡単に説明し、その治療法を3つ提案してください。

半側空間無視とは

半側空間無視（はんそくくうかんむし）は、脳の損傷（特に右側の脳の損傷）によって、反対側（左側）の視野や空間を無視する症状を指します。たとえば、食事の際に皿の左半分にある食べ物を見逃したり、左側から話しかけられても気づかなかったりすることがあります。この症状は、脳卒中などによって引き起こされることが多いです。

治療法の提案

1. 視覚探索訓練

- 患者に対して、無視している側（通常は左側）に注意を向ける訓練を行います。具体的には、視覚的な課題（たとえば、ページの左側にある特定の文字を探すなど）を通じて、徐々に左側の認識を改善します。

2. プリズム眼鏡の使用

- プリズム眼鏡を使用することで、視野を調整し、無視している側の空間をより認識しやすくします。この方法は、患者の注意を左側に引き寄せる効果があります。

3. リハビリテーションの一環としての環境調整

- 日常生活で患者が無視しがちな左側の環境に注意を向けるように促す環境調整を行います。たとえば、ベッドや椅子の配置を調整したり、左側に重要な物を置くことで、自然に左側に注意を向けさせるようにします。

これらの治療法は、患者の症状に応じて組み合わせて使用することが効果的です。半側空間無視のリハビリテーションは時間がかかることが多いですが、根気強く続けで改善が期待できます。

対象者ごとの情報を記録する

　ChatGPTは、対象者ごとに異なるニーズに対応するための情報を記録しておくことも可能です。例えば、ある対象者に対する特定の応答を保存し、次回以降

も参照できるようにします。

◆手順
①対象者の名前やニーズを入力します。プライバシー保護のため、仮の名前としたほうがよいでしょう。
②記録として残したい内容を入力し、送信します。
③必要に応じて、「保存」や「ラベル付け」機能を利用します

以下は、ChatGPTに聞いた「保存の方法」です。

 1. 保存の方法
ChatGPTでは、対話の内容を自動的に保存する機能があります。重要な情報や会話の内容を保存するために、情報を保持するように依頼することができます。
- **情報の保存方法**
  - 明確に保存したい情報を指定し、保存するように依頼します。例えば、「この患者情報を保存しておいてください」と依頼すると、その情報を次回の会話でも利用できるように保存します。

2. ラベル付けの方法
ChatGPTでは、情報に対して明確なラベルを付けるという機能はありませんが、保存した内容を関連するトピックやキーワードで覚えさせることができます。
- **ラベル付け方法**
  - 重要な情報や関連するトピックについて、「この内容を〇〇というラベルで保存してください」と依頼することで、ChatGPTが次回の会話でその情報を迅速に検索できるように設定できます。
  - 例：「この理学療法プログラムの提案を'膝関節症治療プラン'というラベルで保存しておいてください。」

3. 活用例

・保存した情報の参照

- 「以前保存した'膝関節症治療プラン'について再度教えてください」と
  いった形で、保存した内容を参照することができます。

・新たな情報の追加

- 保存した情報に新しいデータを追加したい場合、「'膝関節症治療プラン'
  に新しい運動プログラムを追加 してください」と依頼すれば、情報を更
  新することができます。

このように、ChatGPT内での保存とラベル付けを活用することで、継続的に
情報を管理しやすくなります。

◆ラベルを付けて保存する：変形性関節症

> Aさん、右変形性膝関節症、3年前より右膝が痛み始めた。
> 最近は階段昇降が困難になり、外出時には杖を使用している。
> 階段昇降で痛みがないような生活を望んでいる。
>
> 膝関節　荷重時痛　NRS5
> 右膝伸展筋力　4　右股関節外転筋力　4
> TUG　12秒
>
> 上記の情報をAさん変形性膝関節症というラベルで保存して
> ください。

情報を「Aさん変形性膝関節症」というラベルで保存しました。 今後、このラ
ベルを使っていつでもこの情報を参照できます。

会話のログを保存する

　リハビリテーションの記録として、ChatGPTとの会話ログを保存しておくことができます。これにより、治療の後で振り返る際に役立ちます。テキストに残したり、スクリーンショットを撮ったり、プラットフォームのエクスポート機能を使用する方法があります。

　ログを保存することで、後日再確認したり、リハビリテーションの進捗を評価したりする際に活用できます。

③ トラブルシューティング

　ChatGPTを利用する際に、いくつかの問題が発生することがあります。ここでは、よくある問題とその対処方法を紹介します。

応答が遅い場合

　時々、ChatGPTの応答が遅れることがあります。これは主にサーバーの混雑やネットワークの問題によるものです。

不適切な応答が表示される場合

　ChatGPTは時折、意図しない応答を生成することがあります。このような場合、すぐに対処が必要です。
・対処方法：不適切な応答が出た場合は、再度質問を入力してみるか、指示を具体的にすることで改善できます。必要に応じて、応答を無視し、新たに指示を出します。

データの消失

　会話ログや設定が保存されない場合があります。これはブラウザの設定やキャッシュの問題であることが多いです。
・対処方法：設定が正しく保存されているかを確認します。重要なデータは定期的にバックアップを取るようにしましょう。

❹ まとめ

　このセクションでは、ChatGPTの基本的な操作方法について解説しました。メイン画面の構成や言語設定、通知設定などのカスタマイズ、さらには実際の利用シナリオまで、初心者でもすぐにChatGPTを利用できるように、ステップ・バイ・ステップで説明しました。
　リハビリテーションにおけるChatGPTの活用をスムーズに進めるために、ぜひこれらの手順を参考にしてください。

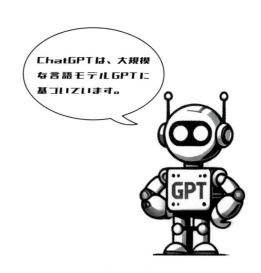

1.4 プロンプトの書き方

① プロンプトとは？

ChatGPTを活用する際、プロンプト（指示や質問の文）は非常に重要です。プロンプトとは、AIに対して質問や指示を与えるための入力文です。セラピストが正確で有益な情報を得るためには、効果的なプロンプトの書き方を理解することが欠かせません。

② プロンプトの基本構成

プロンプトは、質問形式または指示形式で書かれます。質問形式では具体的な情報を尋ね、指示形式では特定のタスクや内容の生成を求めます。どちらも正確に構成することで、望む結果を得やすくなります。

- 質問形式（例）：「腰痛の患者に対する理学療法の推奨アプローチは何ですか？」
- 指示形式（例）：「膝関節のリハビリ方法を3つ教えてください。」

③ 効果的なプロンプトを書くためのポイント

プロンプトの質が高いほど、ChatGPTは精度の高い回答を提供します。ここでは、効果的なプロンプトを書くための具体的なポイントを紹介します。

①明確で具体的な質問をする

あいまいなプロンプトは、あいまいな回答を引き出しやすくなります。質問や指示は、できるだけ具体的かつ明確に記述することが重要です。特にリハビリテーションの専門的な質問をする際には、対象となる患者の状態や目的を明示するこ

とが効果的です。

- 悪い例：「リハビリのアドバイスをください。」
- よい例：「50代の腰痛患者に対する初期リハビリのアプローチを教えてください。」

②**背景情報を提供する**

プロンプトに患者の状態や治療の背景情報を付け加えると、ChatGPTはより適切な回答を返しやすくなります。例えば、患者の年齢、症状の持続期間、過去の治療履歴などを含めることで、具体的な治療提案が得られます。

- 悪い例：「肩の痛みを和らげる方法を教えてください。」
- よい例：「70歳の患者で、右肩に慢性的な痛みがある場合の、効果的な理学療法アプローチを教えてください。」

③**フォローアップの質問を用意する**

最初の質問で得た回答に対して、さらに詳細な情報が必要な場合はフォローアップの質問を準備しましょう。これにより、ChatGPTが提供する情報を深掘りしていくことができます。

- 初回質問：「ACL損傷後のリハビリプログラムを教えてください。」
- フォローアップ：「そのプログラムの中で特に重要なエクササイズはどれですか？」

④**選択肢を提示して絞り込む**

複数の治療法やアプローチがある場合、それらをプロンプトに含めると、ChatGPTはより具体的なアドバイスを提供しやすくなります。選択肢を提示することで、回答の幅を狭め、より的確な情報を得ることができます。

- よい例：「膝関節炎の治療には、運動療法、物理療法、または手術のどれが効果的ですか？」

⑤**簡潔で直接的な指示を与える**

長く複雑なプロンプトは、誤解を生じやすくなります。簡潔で直接的な指示を書くことで、ChatGPTがより迅速に、正確な回答を生成しやすくなります。

- 悪い例：「最近腰痛がある40代の男性患者で、特に下肢の動作に影響が出ている場合、どういったリハビリのプランを組むべきか、できれば具体的なエクササイズも含めて教えてほしいです。」

- よい例：「40代男性の腰痛患者に対する、下肢の動作改善を目的としたリハビリプランを教えてください。」

4 まとめ

このセクションでは、セラピストがChatGPTを効果的に利用するためのプロンプトの書き方について説明しました。明確で具体的な質問を作成すること、コンテキストや選択肢を提供すること、フォローアップを準備することなどが、よいプロンプトを作成するための鍵となります。

プロンプトの質を向上させることで、ChatGPTが提供する情報の質も向上し、リハビリテーションにおける意思決定や治療計画の作成がより効果的になるでしょう。

Column

Markdown記法

ChatGPTで指示がうまく伝わらなかったりしたとき、Markdown記法を使って文章の構造をわかりやすく示すことで、指示の内容が明確になりやすくなることがあります。ただ、Markdown記法を使わなくても、適切な改行や段落分けをすることで、ChatGPTは指示や質問を理解できます。

◆Markdown記法の例
- 見出しをつくるには、テキストの前に「#」と半角スペースをつけます。「#」の数が見出しのレベルを表します。

  例：# 見出し1 → **見出し1**
  　　## 見出し2 → **見出し2**
  　　### 見出し3 → **見出し3**

- 太字にしたい場合は、文字の両側に「**」をつけます。

  例：**太字** → **太字**

- 箇条書きのようなリストをつくるには、「-」か「*」と半角スペースを使います。

  例：- リスト項目 → ● リスト項目

1.5 有効な質問（プロンプト）と質の高い回答を得るコツ

　ChatGPTを使って正確かつ有用な情報を引き出すためには、質問の作り方がポイントとなります。以下では、セラピストがChatGPTを活用する際に、より有効な質問を作成し、質の高い回答を得るための具体的なコツを紹介します。

❶ 質問の目的を明確にする

　まず、質問を作成する前に、その質問の目的を明確にすることが重要です。何を知りたいのか、どのような情報が必要なのかを明確にすることで、質問があいまいになることを防ぎます。目的を明確にすることで、質問が具体的になり、ChatGPTがより的確な回答を提供できるようになります。質問の目的を事前にしっかりと意識することで、回答が期待に沿ったものになる可能性が高まります。
- 目的が不明確な質問：「理学療法（作業療法）について教えてください。」
- 目的が明確な質問：「ACL損傷後の患者に対する効果的な理学療法のアプローチを教えてください。」

❷ 複数の視点を考慮する

　質問を作成する際に、異なる視点やアプローチを考慮することで、より包括的な回答が得られる場合があります。例えば、特定の症例に対する治療法を尋ねる場合、リハビリテーションだけでなく、他の治療法や関連するリスクについても質問に含めることで、より豊富な情報が得られます。異なる視点を組み合わせることで、複数の側面からの情報を得ることができます。
- 例：「腰痛に対する運動療法の効果と、手術のリスクについて教えてください。」

③ 質問を段階的に展開する

　複雑な問題について情報を得たい場合、質問を段階的に展開していく方法が効果的です。まずは全体的な概要を把握し、その後に詳細な情報を求めることで、体系的に情報を収集できます。段階的に質問を進めることで、複雑な問題を整理しながら情報を収集できます。
- ステップ１：「脊椎側弯症の一般的な治療法を教えてください。」
- ステップ２：「成人患者に適した脊椎側弯症のリハビリテーション方法を教えてください。」
- ステップ３：「リハビリテーションプログラムの中で、最も重要なエクササイズは何ですか？」

④ オープンエンドとクローズドエンドの使い分け

　質問の形式には、オープンエンド（自由回答）とクローズドエンド（選択肢やYes/Noで答えられる質問）があります。状況に応じてこれらを使い分けることで、より適切な情報が得られます。
　オープンエンドは、幅広い情報や新しいアイデアを引き出したい場合に有効です。クローズドエンドは、特定の答えや確認が必要な場合に有効です。
- オープンエンド（例）：「肩の痛みが続く患者に対するアプローチを提案してください。」
- クローズドエンド（例）：「肩の痛みが３カ月以上続いている場合、物理療法が推奨されますか？（はい/いいえ）」

⑤ 前提条件を示す

　質問に前提条件を含めることで、ChatGPTが回答を生成する際のコンテキストを明確にできます。前提条件を明確に示すことで、回答がより正確で適切なものになることが期待されます。

・例：「50代の女性患者で、過去に手術を受けた経験がない場合、膝関節炎のリハビリとして最適なエクササイズは何ですか？」

6 具体例やケーススタディを活用する

　セラピストがChatGPTを使用する際、具体例やケーススタディを使って質問を作成すると、より実践的な回答が得られます。患者の具体的な症例を示すことで、ChatGPTがより適切なアドバイスを提供できるようになります。
・例：「60代の男性で、10年前にACL再建手術を受けた後、最近再び膝に痛みが出てきた場合、推奨されるリハビリテーション方法を教えてください。」

7 回答の質を向上させるためのフィードバック

　ChatGPTが提供する回答に対して、追加の質問やフィードバックを与えることで、さらによい結果を得ることができます。例えば、初回の回答に対して「もう少し具体的に説明してください」や「他に推奨される方法はありますか？」と尋ねることで、より詳細で有用な情報を引き出せます。フィードバックを取り入れることで、回答の質を向上させることができます。
・初回質問（例）：「慢性的な腰痛患者に対する効果的なストレッチ方法を教えてください。」
・フィードバック（例）：「そのストレッチ方法を行う際の注意点についても教えてください。」

8 一度に複数の質問を避ける

　一度に複数の質問を含めると、ChatGPTが正確に回答することが難しくなることがあります。1つずつ質問し、必要に応じてフォローアップすることで、より明確で具体的な回答が得られる場合があります。
・例：「膝の痛みに対する治療法を教えてください。」（回答を得たあとに）「その治療法に伴うリスクについて教えてください。」

質問をシンプルに保つことで、明確な回答が得やすくなります。

時折、AIの限界を考慮する

ChatGPTは非常に優れたツールですが、完璧ではありません。AIがもつ限界を理解し、時折その限界を考慮に入れた質問をすることも大切です。例えば、最新の研究やデータに基づく情報が必ずしも提供されないことがあるため、その点を考慮して質問を行います。AIの限界を考慮し、現実的な期待をもって質問を行うことが重要です。

・例：「最近の研究に基づく情報を含めた、腰痛治療のトレンドについて教えてください。」

練習問題

質問だけする

> 半側空間無視の症状を簡単に教えてください。

半側空間無視（はんそくくうかんむし）は、主に脳の片側（多くの場合は右半球）が損傷した際に生じる症状で、自分の視覚、聴覚、感覚のうち、片側（多くの場合は左側）に注意を払えなくなる状態を指します。簡単に言うと、自分の体や周囲の左側に気づかなくなる症状です。

主な症状の例
・**見落とし**：食事の際にお皿の左側の食べ物に気づかない、新聞の左側の記事を読まないなど。
・**体の一部の無視**：自分の左側の手や足の存在に気づかず、無視してしまうことがあります。

- **移動中の衝突**：歩いているときに左側の物や人にぶつかってしまう。
- **日常生活の不注意**：服を着るときに左側の袖を通さない、ひげを剃るときに左側を剃り残すなど。

半側空間無視は、リハビリテーションによって改善が期待できるため、適切なアプローチが重要です。

質問ではなく、条件付けをしたうえで指示を出す

設定：
- あなたはプロのリハビリテーション医です。
依頼内容：
- 半側空間無視について教えてください。
前提条件：
- 聞き手は臨床現場で働く理学療法士です。
注意点：
- わかりやすい日本語でお願いします。
出力条件：
- リハビリテーション職が理解しておいた方がいい病態も含める。
- リハビリテーションに際しての注意事項も含める。
- 評価、介入におけるポイントも含める。
- 文章は「です・ます調」ではなく「だ・である調」でお願いします。

半側空間無視について

半側空間無視は、主に脳卒中などで脳の片側、特に右半球の損傷によって引き起こされる症状である。自分の体や周囲の空間の片側（通常は左側）に注意を払うことが困難になる。視覚、聴覚、触覚など多くの感覚が影響を受け、日常生活動作にも大きな支障をきたす。

病態の理解

- **注意障害**：半側空間無視は、単なる視覚の問題ではなく、注意機能の障害である。左側の空間に対する注意が払われず、視覚的にも無視される。これは、視覚野自体ではなく、脳の「注意を配分するシステム」が損なわれているためである。
- **体性感覚の無視**：自分の身体の左側に気づかないことが多く、服を着るときに左側の袖を通さなかったり、顔の左半分を洗わなかったりする。これを「身体無視」と呼ぶ。

リハビリテーションに際しての注意事項

- **患者の安全確保**：半側空間無視のある患者は、左側にある障害物や段差に気づかないため、転倒や怪我のリスクが高い。ベッドや椅子の配置、室内の歩行経路など、安全面に配慮した環境設定が必要である。
- **身体への意識の向上**：リハビリの際には、患者が自分の身体の左側に意識を向けるような介入を心がける。例えば、左手にものを持たせたり、左側の空間に興味を引くような視覚的な刺激を配置したりすることで、左側への注意を促す。

評価のポイント

- 線分抹消試験（Line Cancellation Test）や線分二等分試験（Line Bisection Test）などを用いて、どの程度左側の空間を無視しているかを評価する。これらは簡便であり、臨床現場での評価に適している。
- **行動観察**：食事や着替え、移動などのADL動作中に患者がどのように左側の空間に注意を向けているかを観察する。半側空間無視の程度や状況に応じて、介入の内容を検討するために重要な情報を得ることができる。

介入のポイント

- **注意訓練**：左側の空間に注意を向ける訓練を行う。具体的には、左側に興味を引くようなもの（色のついた物、音の出る物など）を配置し、患者がそれに気づくように促す。また、動作を行う際に「左側を見るように」と声をかけることで、注意を向けさせる。
- **環境調整**：患者の左側に重要な物を置くことで、自然と左側の空間に意識を向けるような環境を作る。例えば、食事の際に左側にカトラリーを置く、部屋のレイアウトを左側からアクセスしやすいように変更するなどが挙げられる。
- **視覚スキャン訓練**：視覚的な探索訓練も効果的である。例えば、紙に印刷された文字や図形を左から右にスキャンする練習を行い、左側の情報を探し出す練習を繰り返すことで、左側への注意を促す。

半側空間無視のリハビリテーションでは、患者の意識の向け方や周囲環境の調整が非常に重要である。評価と介入を通じて、患者が少しでも左側の空間に注意を払えるようサポートすることが求められる。

これによる出力の違いを見てください！ 設定、前提条件、出力条件などの条件づけが、よい出力を得るうえでいかに重要かがわかりましたか？

⑪ まとめ

このセクションでは、ChatGPTを効果的に活用するための質問作成のコツについて詳しく説明しました。質問の目的を明確にし、前提条件や具体例を加えることで、より正確で有用な回答を得ることが可能です。また、フィードバックを取り入れることで、回答の質をさらに向上させることができます。

これらのテクニックを組み合わせることで、セラピストとしての業務にChatGPTを最大限に活用することができます。

ChatGPTは進化を続けているので、常に最新の情報を参照することをお勧めします。ChatGPTへの指令もどんどん自然な会話で可能になっていくでしょう。

Column

プロンプトの書き方のコツ：可能性の自由度を減らすための5つのポイント

　人間でもそうですが、たとえ同じことを聞かれたとしても、聞かれ方（依頼内容）によって、あるいは回答者（設定）によって答えは全然変わってきますよね。例えば、「カレーについてどう思いますか？」と聞かれたら、「美味しい」と答える人もいれば、「辛い」と答える人もいます。ですが、もう少し依頼内容を具体的に「カレーは美味しいと思いますか？」と聞かれたら、「美味しい」か「美味しくない」かに可能性の自由度が減少します。

　ChatGPTも同様です。例えば、単に「大腿骨近位部骨折について教えてください」とだけ質問すると、AIは大腿骨近位部骨折全般の情報を出す可能性が高く、「詳細なリハビリテーションの方法」を知りたいと思っているセラピストにとっては、必要な情報が得られにくくなる可能性が高いです。しかし、「高齢者における大腿骨近位部骨折者に対する効果的なリハビリテーションの方法は？」と依頼内容を具体的にすると、ChatGPTはその特定のシチュエーションに関連した情報に自由度を減らし、焦点を合わせやすくなります。このように質問内容を具体化することで、膨大な情報のなかから必要な知識に基づいた精度の高い応答が得やすくなります。

　この可能性の自由度を、適切に減少させるためのプロンプトの作成方法には、大きく5つのポイントがあります。この5つのポイントを考えていくことで、あなたがChatGPTに依頼したい内容が具体化し、より望ましい出力を得ることにつながるでしょう。このプロンプト作成のコツには、さらに発展的な内容もありますが、まずはこの5つのポイントを押さえた指示を出せるようになりましょう[*1]。

設定：
・ChatGPTにどの立場から回答してもらいたいか？
・例：あなたはプロの理学療法士です。
依頼内容：
・ChatGPTに推敲してほしい依頼。なるべく具体的に入力する。
・例：大腿骨近位部骨折者に対する効果的なリハビリテーションの方法を教えてください。

前提条件：
- ChatGPTが出力するターゲットオーディエンスを指定する。
- 例：聞き手は新人理学療法士です。

注意点：
- ChatGPTが依頼を遂行する上で押さえて欲しいポイントを記載。
- 例：簡潔でわかりやすい日本語にする。

出力条件：
- ChatGPTに出力してほしいフォーマットを指定する。
- 例①：箇条書きを用いてポイントを整理する。
- 例②：表形式で。

＊1　清原将吾：小学生でもわかるようにChatGPTを教えて；「万能プロンプト」「登録方法〜使い方」「仕事にすぐ使える活用例」「便利な拡張機能」まで、この一冊だけで使いこなせる！　2023.

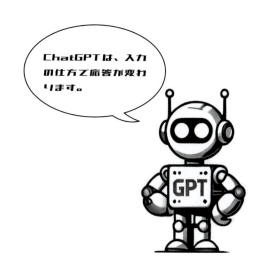

1.6 リハビリテーションにおけるChatGPTの活用

❶ 実際のリハビリテーションでのChatGPTの活用事例

実際にChatGPTをリハビリテーションでどのように活用できるのか、いくつかの事例を紹介します。詳しくは第2章以降の各章を参考にしてください。

対象者へのリハビリテーション支援

ChatGPTは、対象者に対して健康に関する教育を提供するための強力なツールです。例えば、治療時間外でも対象者が自宅で情報を確認できるよう、適切なリソースを提供することが可能です。

> もし体操中に腰が痛くなったらどうしたらいいか、箇条書きで教えてください。

体操中に腰が痛くなった場合の対処法を箇条書きでお伝えします。
- **すぐに動きを止める**：体操を中止して、痛みが悪化しないようにします。
- **無理をしない**：痛みがある場合は無理に動かさず、楽な姿勢を保ちます。
- **ゆっくりと腰を休める**：座ったり、横になったりして腰に負担をかけないようにします。
- **軽く冷やす**：急性の痛みの場合、痛みを感じる部分に冷湿布や冷たいタオルを当てて冷やします。
- **痛みが引かない場合は専門家に相談する**：痛みが続く場合は、早めに医師

や理学療法士に相談してください。

- **再開する場合は慎重に**：痛みが治まった後、再度体操を行う際は、負荷を軽減し、無理のない範囲で行います。
- **ストレッチで緩和する**：腰に負担をかけずにできる軽いストレッチを行い、筋肉をほぐします。

治療の記録と整理

治療内容を記録し、後で整理する際にChatGPTを活用することもできます。例えば、治療中に話し合った重要なポイントや対象者の進捗を自動的に要約することができます。

コミュニケーションの補助

言語にハンディキャップがある対象者とのコミュニケーションを補助するために、ChatGPTを使用することも考えられます。翻訳機能を利用して、異なる言語を話す対象者とのコミュニケーションを円滑に進めることもできます。

❷ セラピストが知っておくべきポイント

ChatGPTをリハビリテーションで効果的に活用するためには、いくつかの重要なポイントを押さえておく必要があります。

人間のセラピストとの違い

ChatGPTは非常に高い言語処理能力をもっていますが、人の感情を理解することはできませんし、共感することもできません。

ChatGPTはテキストを解析し、適切な応答を生成するために、言葉のパターンを学習していますが、感情そのものを認識したり、感じとったりすることはできません。

ただ、ChatGPTは感情的な表現や共感的な言葉を用いて反応することはでき

41

ます。例えば、悲しい話に対して「それはつらいですね」といった言葉を返すことができますが、それはあくまで過去に学習したデータをもとにして、適切だと思われる言葉を生成しているだけで、本当の感情や共感ではありません。

　したがって、ChatGPTは感情に寄り添った言葉を提供することができますが、それは単に応答として出てくるもので、感情や共感そのものが存在しているわけではないことは、理解しておく必要があります。あくまでセラピストとしての役割を補完するツールと考え、対象者との人間同士の感情的なつながりを重視することが大切です。

倫理的な利用

　リハビリテーションにおいて、対象者のプライバシーと信頼は最も重要です。リハビリテーションのなかでChatGPTを利用する際には、対象者に対してどのようにデータが扱われるかを明確に説明し、同意を得ることが必要です。また、データの取り扱いや治療内容が適切に保護されるよう、常に注意を払います。

アップデートと改善

　ChatGPTは日々進化しており、新しい機能や改善が定期的に追加されます。最新のアップデート情報に目を通し、必要に応じて設定を調整することで、より効果的に活用することが可能です。また、フィードバックを通じて改善を促すことも重要です。

❸ ChatGPTの今後の可能性

　ChatGPTは、AI技術の進展とともにますます進化していきます。今後は、さらに高度な対話機能や個別化された応答が期待されており、リハビリテーションにおける新たなアプローチを提供する可能性があります。

よりパーソナライズされた体験

　将来的には、対象者一人一人に合わせた、より個別化された応答が可能になるでしょう。これにより、さらに深いレベルでのサポートが提供できるようになる

でしょう。

マルチモーダルな対話

　テキストだけでなく、音声や画像を組み合わせた対話も進化しています。これにより、対象者とのコミュニケーションがさらに豊かで直感的なものになるでしょう。

 まとめ

　このセクションでは、実際のリハビリテーションでの活用事例を解説し、今後の可能性についても言及しました。今後は、さらにChatGPTを効果的に活用し、対象者とのリハビリテーションをより充実したものにしていきましょう。

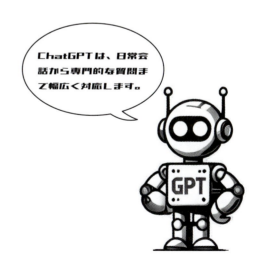

Column

アップデート情報の確認

①公式ブログやウェブサイト

　OpenAIの公式ブログやウェブサイトは、ChatGPTを含むモデルのアップデート情報を定期的に公開しています。ここでは、新しい機能の追加や改善点、重要な変更などが発表されます。

- OpenAIニュース：https://openai.com/news/
- OpenAIウェブサイト：https://openai.com

②GitHubリリースノート

　もしChatGPTのAPIを利用している場合は、GitHubのリポジトリでリリースノートや更新情報を確認できます。リリースノートには、モデルの変更点や新機能に関する技術的な詳細が記載されています。

- GitHubリリースノート：https://github.com/openai/openai-python/releases

③OpenAIのコミュニティフォーラム

　OpenAIのフォーラムやディスカッションボードでは、最新のアップデートや機能に関する議論が行われています。他のユーザーや開発者からのフィードバックや意見も参考になります。

- OpenAIコミュニティフォーラム：https://community.openai.com

④ソーシャルメディア

　OpenAIはX(旧Twitter)などのソーシャルメディアで新しい機能やアップデートの情報を発信しています。フォローしておくと、最新情報をタイムリーに受け取ることができます。

- X(旧Twitter)：https://x.com/OpenAI

⑤ニュースレターの購読

　OpenAIのニュースレターに登録すると、最新のアップデートやプロジェクトに関する情報がメールで配信されます。これにより、定期的に最新情報を受け取ることができます。

（2024年11月時点の情報をもとに作成）

1.7 ChatGPTの限界と倫理的な配慮

ChatGPTの限界

ChatGPTは非常に強力なツールですが、万能ではありません。リハビリテーションにおいてChatGPTを利用する際には、その限界を理解し、適切に活用することが求められます。以下では、ChatGPTの主な限界について説明します。

理解の限界

ChatGPTは膨大なデータに基づいて学習されており、人間の言語を理解しているように見えますが、実際には「理解」ではなく「パターン認識」を行っているに過ぎません。これは、ChatGPTが文脈や状況を深く理解しているわけではないことを意味します。そのため、あいまいな質問や複雑な文脈を含む質問には適切に答えられないことがあります。

- 状況（例）：対象者が「痛みがある」と言ったとき、その痛みの具体的な場所や程度、原因などが明確でないと、ChatGPTは適切なアドバイスを提供できません。
- 結果（例）：「痛みを軽減するための一般的な方法」として、無関係なアドバイスが提示される可能性があります。

最新情報の提供ができない

ChatGPTは、治療データが提供された時点までの情報に基づいて応答を生成します。そのため、最新の研究や技術的な進展に関する情報を提供することはできません。リハビリテーション分野では、常に最新のエビデンスに基づいて判断することが求められますが、ChatGPTはその点で信頼できない場合があります。

- 状況（例）：新しいリハビリテーションの技術や治療法が登場しても、ChatGPTはそれを認識できないため、古い情報に基づいたアドバイスを提供する可能性があります。
- 結果（例）：効果的でない、または時代遅れの治療法を提案してしまうリスクがあります。

◆ChatGPTと最新情報の比較

項目	ChatGPTの対応	推奨事項
最新の治療法	提供できない場合がある	常に最新の文献やガイドラインを確認
新しい研究結果	知らない可能性がある	専門書やジャーナルを参照
知識の更新	定期的に行われていない	人間による判断が必要

感情の理解と共感の欠如

ChatGPTは感情や共感をもつことができません。対話のなかで、対象者の感情や心理状態に寄り添うことが求められるリハビリテーションの現場では、感情の理解や共感が非常に重要ですが、ChatGPTはこれを行うことができません。

- 状況（例）：対象者が不安やストレスを感じている場合、ChatGPTはその感情に対して共感を示すことなく、ただ情報を提供するだけです。
- 結果（例）：対象者が十分に支えられていないと感じる可能性があり、信頼関係の構築が難しくなる場合があります。

偏見と誤情報のリスク

ChatGPTはトレーニングデータに含まれる偏見や誤情報を反映する可能性があります。データの偏りや不正確さがそのまま回答に影響を与えることがあり、これがリハビリテーションの現場において誤解やリスクを引き起こす可能性があります。

- 状況（例）：ある特定の治療法が一部のデータに基づいて過剰に推奨されている場合、ChatGPTはその偏った情報を提供する可能性があります。
- 結果（例）：対象者にとって適切でない治療法が推奨されるリスクがあります。

◆偏見と誤情報のリスク

リスク要因	ChatGPTの影響	対策
データの偏り	偏った回答を提供する可能性	複数の情報源を参照し、専門家の判断を仰ぐ
誤情報の混入	誤った治療法やアドバイスを提供する可能性	情報の裏付けを確認し、必要に応じて修正する

2 ChatGPT利用における倫理的な配慮

　ChatGPTをリハビリテーションの現場で活用する際には、倫理的な配慮も重要です。特に、対象者のプライバシー保護や情報の取り扱いに注意を払う必要があります。ここでは、具体的な倫理的配慮のポイントを解説します。

プライバシーの保護

　ChatGPTとの対話には、個人情報や機密情報が含まれることがあります。これらの情報が不適切に扱われると、対象者のプライバシーが侵害される可能性があります。特に、リハビリテーションの現場では、対象者の健康情報が扱われるため、慎重な対応が求められます。

・状況（例）：対象者の健康状態や個人情報を含む質問をChatGPTに行う際、これらの情報が第三者に漏洩するリスクがあります。

・対策（例）：個人情報を匿名化し、必要最小限の情報だけを提供するようにします。

情報の信頼性と責任の所在

　ChatGPTが提供する情報は、必ずしも正確で信頼できるとは限りません。最終的な判断や責任は、セラピストが負うべきです。特に、提供される情報が誤っている可能性がある場合、その情報を鵜呑みにせず、複数の情報源を確認することが必要です。

・状況（例）：ChatGPTが提供した治療法をそのまま実施した結果、期待した効果が得られなかった場合、責任はセラピストにあります。

・対策（例）：提供された情報を他の信頼できる情報源と照らし合わせ、必要に
応じて専門家の意見を求めます。

患者の自律性を尊重する

　ChatGPTの使用によって、患者が自分の治療に関する意思決定から遠ざかる
ことがないように注意する必要があります。患者の自律性を尊重し、彼らが自分
の健康管理に積極的に関与できるようにサポートすることが重要です。

・状況（例）：ChatGPTが提案する治療法に対して、患者が自分で選択や判断を
行えるようにします。

・対策（例）：ChatGPTから得られた情報をもとに、患者とともに治療方針を検
討し、彼らの意思を尊重します。

❸ まとめ

　このセクションでは、ChatGPTの限界とリハビリテーションにおける倫理的
な配慮について解説しました。ChatGPTは非常に有用なツールですが、その限
界を理解し、適切な倫理的配慮をもって使用することが求められます。

　対象者のプライバシー保護や、情報の信頼性確認など、倫理的な対応を徹底す
ることで、リハビリテーションにおいてChatGPTを安全かつ効果的に活用でき
るようになるでしょう。

Column

ハルシネーションに注意！
ChatGPTは間違えもするし、わからないことには平然と嘘もつく？

　ChatGPTのようなAIは、大規模なデータをもとにテキストを生成しますが、その特性上、時として実際には存在しない情報や誤った内容を出力してしまう「ハルシネーション（幻覚）」という現象が生じます。このハルシネーションとは、AIが知らない情報について合理的にみえる誤答を生成し、あたかも事実であるかのように回答することを指します。例えば、リハビリテーションに関する情報をAIに尋ねた場合、主張を裏づけるエビデンスのリンク先に飛ぶと、記載された内容とは全然違ったリンク先だったりします。

　この現象を防ぐためには、①プロンプト（入力文）に具体性をもたせること（自由度を減らすこと）や、②あらかじめ信頼できる情報を読み込ませたうえでテキストの生成を依頼すること、などが推奨されます。加えて、AIの生成する内容が著作権や誤情報のリスクを含む可能性があることも留意し、生成された回答をそのまま使用するのではなく、一次情報の確認や内容の検証を行うことが重要です。

　さらに、ChatGPTの出力には、データに含まれる偏見（バイアス）や有害な表現（毒性）も影響するため、AIの使用には利用者の判断と責任が必要となります。

第1章　ChatGPTの基礎知識

1.8 情報リテラシー

① 情報リテラシーとは？

　情報リテラシーとは、必要な情報を適切に収集、評価、利用するためのスキルや知識を指します。特にChatGPTのようなAIツールを利用する際には、得られた情報が正確で信頼できるかを判断する能力が求められます。

　リハビリテーションの現場では、対象者の健康や安全に直結する判断を行うため、情報リテラシーは非常に重要になります。

② ChatGPTの情報リテラシーにおける基本的な考え方

　ChatGPTは膨大なデータに基づいて情報を提供しますが、その情報が必ずしも正確で信頼できるとは限りません。ChatGPTが提供する情報の信頼性を評価し、適切に活用するためには、次のような基本的な考え方が必要です。

情報源の確認

　ChatGPTが提供する情報のもととなるデータがどのように構成されているかを理解することが重要です。ChatGPTのトレーニングデータは多岐にわたるため、得られる情報の信頼性にはばらつきがあります。常に「この情報は信頼できるのか？」と問いかける姿勢が必要です。

- 状況（例）：ChatGPTに「最新のリハビリテーション技術」を尋ねた際、その情報が最新の研究やガイドラインに基づいているかを確認する必要があります。
- 対策（例）：提供された情報を裏づける文献やガイドラインがあるかどうかを確認することが推奨されます。

◆ChatGPTからの情報源確認のチェックリスト

チェックポイント	具体例
情報が最新かどうか	提供された情報の更新日やトレーニングデータの時期を確認
情報の根拠が明確かどうか	情報の出典や参考文献が提示されているか
信頼できる機関や著者によるものか	医療機関や専門家による監修があるかどうか

バイアスと偏見の理解

　ChatGPTは、論文データに含まれるバイアスや偏見を反映することがあります。これにより、特定の治療法やアプローチが不当に推奨されたり、重要な情報が見落とされる可能性があります。

・状況（例）：ChatGPTがある特定の治療法を推奨した場合、それが実際に効果的であるかを、他の信頼できる情報源と比較して確認する必要があります。

・対策（例）：ChatGPTが提供する情報を他の情報源と照らし合わせて確認し、バイアスがないかを評価します。

情報のクロスチェック

　ChatGPTから得られた情報を鵜呑みにせず、複数の情報源（インターネット、異なる生成AI）からクロスチェックすることが重要です。これにより、情報の正確性を高め、誤った判断を避けることができます。

・状況（例）：ChatGPTが推奨するリハビリテーション方法を採用する前に、最新の医学文献や他の専門家の意見と照らし合わせて確認します。

・対策（例）：ChatGPT以外の信頼できる情報源（学術論文、ガイドライン、専門家の意見など）を参照し、情報の正確性を確認します。

◆情報のクロスチェックの手順

ステップ	内容
1. ChatGPT から情報を取得	ChatGPT に質問し、得られた情報を確認
2. 他の情報源と比較	学術論文やガイドライン、専門家の意見と比較し、整合性を確認
3. 一貫性の確認	複数の情報源で一致する内容があるかを確認し、信頼性を評価

適切な質問の設定

　ChatGPT に対して適切な質問を設定することも、情報リテラシーの一部です。質問があいまいだったり、誤解を招く内容だったりすると、得られる情報も不正確になる可能性があります。

・状況（例）：対象者の具体的な症例について質問する際、具体的な情報（例：年齢、症状の詳細、過去の治療履歴）を提供しないと、一般的であまり役立たない回答が返ってくる可能性があります。

・対策（例）：質問を明確かつ具体的に設定し、必要な情報を得やすくします。

❸ 情報リテラシーを高めるための実践的なステップ

　ここでは、リハビリテーションの現場でChatGPT を効果的に活用するために、情報リテラシーを高める具体的なステップを紹介します。

継続的な学習

　情報リテラシーは一度習得すれば終わりではなく、常に更新し続ける必要があります。リハビリテーション分野は日々進歩しているため、最新の研究や技術を学び続けることが重要です。

・ステップ1　定期的に専門書やジャーナルを読む：最新のリハビリテーションの動向を把握し、ChatGPTで得られた情報との整合性を確認します。

・ステップ2　研修やセミナーに参加する：情報リテラシーやリハビリテーション技術の向上を目指して、積極的に参加します。

実際の臨床現場での活用

得られた情報を臨床現場で適切に活用することが、情報リテラシーの真価を発揮する場です。対象者にとって最善のアプローチを提供するために、情報を適切に評価し、活用するスキルが求められます。

・ステップ1 事前に計画を立てる：ChatGPTで得られた情報をもとに、治療計画を立て、現場での適用を考えます。
・ステップ2 フィードバックを得る：実際に行った治療の結果を評価し、情報の有効性を確認します。

◆臨床現場での情報活用のステップ

ステップ	内容
1. 計画を立てる	ChatGPTで得た情報をもとに、治療計画を策定
2. 実行する	計画に基づいて治療を実施し、対象者の反応を観察
3. 評価する	結果を評価し、得られた情報が有効だったかどうかを確認

フィードバックループの活用

情報リテラシーを高めるためには、フィードバックループを活用することが効果的です。得られた情報を実際に使用し、その結果を元にさらなる改善を図ることで、より高い精度で情報を活用できるようになります。

・ステップ1 結果を記録する：ChatGPTの情報をもとに行った治療の結果を詳細に記録し、後で振り返りができるようにします。
・ステップ2 改善点を見つける：記録をもとに、改善すべき点を見つけ、次回の治療計画に反映します。

4 まとめ

このセクションでは、ChatGPTを使用するにあたっての情報リテラシーの重要性について説明しました。情報源の確認、バイアスの理解、情報のクロスチェック、適切な質問設定といった基本的な考え方を学ぶことで、リハビリテーション

の現場でChatGPTを効果的かつ安全に活用することが可能になります。さらに、継続的な学習とフィードバックループを通じて、情報リテラシーを高めることができます。

　これらのステップを実践することで、より質の高いリハビリテーションを提供できるようになるでしょう。

Column

日常生活にAIが当たり前になる時代

　2024年現在、日本の生成AIの活用は世界でも遅れていると総務省は発表しています。私たち一人一人が日々の生活でAI技術を活用し、それを生活や仕事にうまくマッチングしていくことで、デジタル化は進みます。怖がらずに、注意するべきことは注意して、使ってみてください！　日常的にAIによる支援を受けて生活するのが当たり前になる時代は、すぐそこまで来ています。

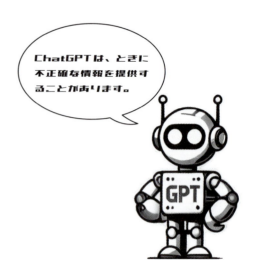

活用編

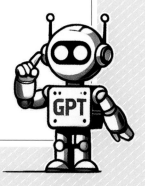

本書における「ChatGPT×セラピスト」の協働的執筆方法について

　本書の目的の1つは、リハビリテーションセラピストがChatGPTをどのように臨床や教育の現場で使えるかを具体的に紹介することです。執筆にかかわった3名のセラピストは、ChatGPTの基本的な知識はもっていますが、専門家ではなく、最新の活用方法にも詳しいわけではありません。さらに、リハビリテーションの分野でChatGPTの活用に関する詳しい資料も、まだあまり多くはありません。つまり、これはまだ「未解決の課題」と言えます。

　そんな"未解決の課題"に対して、具体的で有用な活用方法を検討し、提案するためには方法の工夫が必要でした。そして、行きついたのはChatGPTと人間（3人のセラピスト）の共同作業でした。

　ChatGPTの得意な領域に「0→1タスク」があります。「0→1タスク」とは、まったく新しいアイデア、製品、サービス、またはビジネスモデルを生み出すようなタスクを示します。これは、既存のものを改善する作業（1→10タスク）とは異なり、ほとんど何もない状態から始めて、新しい価値を作り出すことを意味します。このChatGPTの強みを生かし、ChatGPTの臨床現場や教育現場での活用方法を考えよう、というわけです。

　しかし、ChatGPTには得意な領域と同時に、苦手な領域、限界も存在します。今回の方法を検討するうえで、以下の限界点が考えられました。

①領域特定の限界：ChatGPT自身では、重要な調査領域を限定することができない。

②選択・判断の限界：ChatGPTは情報の重要度の規定や最終的な価値判断、選択はできない（しすべきでもない）。

③具体化への限界：ChatGPTからの一次提案は概念的なもので、具体的に活用できるレベルの行動案に至らない。

④現実とのリンクの限界：ChatGPTの提案がそのまま現実に受け入れられるかどうかは不明である。

第1章　ChatGPTの基礎知識

この４つの限界点を越えるためにこそ、人間（セラピスト）の関与が重要になってきます。４つのポイントにセラピストが入ることで、これらの限界点を越えることが可能になると考えました。それぞれのポイントについて説明します。

❶Targeting
・ChatGPTを用いた業務効率化が必要な領域を学術、臨床現場に通じたセラピストが選択する
・具体的には、目次の重要度を執筆者が判断し、より重要な領域にChatGPTを活用できるようにする

【プロンプトの一例】
・セラピストのためにChatGPTの活用を勧める本を書いています。その本の内容として、「〇〇」という項目の原稿を、具体的な活用の仕方などを含めて、なるべく詳しく、わかりやすく書いてください。
・箇条書きで５つ教えてください。

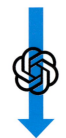

❷Choice
・ChatGPTによって提案された５つの案（調整可）のなかで、現場で実際に活用できそうなアイデアを選択する
・１〜２個のアイデアを選択

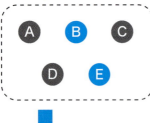

❸Custom
・アイデアをさらに臨床現場で活用できる形にカスタム

【プロンプトの一例】
・その解決方法について、より具体的な行動例を示してください。
・より行動がイメージしやすいように、病院教育担当者が行うこと、新人が行うことを経時的に示してください。

❹Link with reality
・そのアイデアを実際の臨床現場で用いている例、あるいは成果を明らかにした学術論文とのリンク

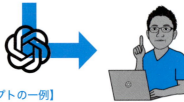

❶ Targeting：領域を特定する

ChatGPTを活用すべき領域、業務効率化が重要となる領域を臨床現場、教育現場に通じたセラピストが選択します。具体的には、ChatGPTにアイデア出しを依頼する領域を執筆者が判断し、より重要な領域にChatGPTを活用できるようにします。

この部分は、実際に臨床現場、教育現場で働いているセラピストが抱えている悩み、切実な問題意識をChatGPTで解決する領域を指定することになるため、最も重要なプロセスと思われます。本書では2章以降の目次部分がそれに当たります。これによって「①領域特定の限界」を解決できます。

❷ Choice：ChatGPTからの提案を選択する

例えば、ChatGPTによって提案された5つの案のなかで、実際に臨床現場、教育現場で活用できそうなアイデアを選択します。具体的には、5～10程度のChatGPTの提案に対して、有望と思われた1～2個を選択しています。これによって、「②選択・判断の限界」を解決できます。

❸ Custom：ChatGPTからのアイデアをカスタムする

ChatGPTによって提案され、セラピストが選択したアイデアを臨床現場、教育現場で活用できる形にカスタムします。実際に活用していくのは、人間のセラピストですので、ChatGPTが提案したアイデアを実際に使ってみて、磨いて、「よし、これなら臨床現場、教育現場で使える！」と著者が感じるレベルにまで洗練した活用案を、書籍には提示しています。これによって「③具体化への限界」を解決できます。

❹ Link with reality：現実とのリンクを確認する

ChatGPTと人間（セラピスト）が共同作業で作ったアイデア（あるいは類似した取り組み）が、リハビリテーション領域に限らず、現実において活用されている例や、効果が示されている例を探します。すでに活用が確認されているアイデア、さらには効果が確認されているアイデアであれば、現実において安心して活

用することができます。これによって、「④現実とのリンクの限界」を解決できます。

　２章以降の具体的な臨床現場・教育現場におけるChatGPTの活用方法の検討には、共通して、以上のプロセスを用いています。つまり、ChatGPTの活用方法を示すこの書籍自体が、ChatGPTの機能をフルに活用したものであり、かつChatGPTの限界と思われる点について、人間のセラピストが協働することで解決しています。ChatGPTとセラピストが二人三脚で作り上げた活用方法を、ぜひ楽しんでごらんいただければと思います。

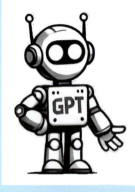

> ChatGPTは、リハビリテーション業務でどのように使えるか、具体的に示して！

第2章

臨床での活用法

2.1 リハビリテーション経過報告書

　リハビリテーション診療情報提供書（サマリー）の作成は、地域連携において重要な書類の1つです。電子カルテが導入されている施設ではほとんどの場合、電子カルテのPC端末に、ChatGPTはまだ導入されていないと思います。しかし、サマリーに記載すべき内容やひな形などの作成に、ChatGPTが活用できます。

ChatGPT×リハビリテーション経過報告書作成

> \# 設定：
> ・あなたはプロの理学療法士です。
> \# 依頼内容
> ・あなたは急性期病院に勤務しています。
> ・担当している患者さんが回復期リハビリテーション病院に転院することになりました。
> ・担当している患者さんは脳卒中で重度片麻痺の方です。
> ・回復期リハビリテーション病院に送るリハビリテーション診療情報提供書に記載すべき項目を教えてください。

　リハビリテーション診療情報提供書には、回復期リハビリテーション病院での適切な治療・リハビリテーションが進められるよう、患者さんの情報を詳細かつ正確に記載することが重要です。以下は、脳卒中による重度片麻痺の患者さんに対して記載すべき主な項目です。

1. 基本情報
- 患者氏名
- 年齢
- 性別
- 病院IDや入院番号
- 転院先病院名

2. 病歴・既往歴
- 発症日（脳卒中の発症日、治療開始日など）
- 既往歴（高血圧、糖尿病、心疾患など、脳卒中に影響を与える可能性のある既往症）
- 脳卒中の種類と部位（脳梗塞、脳出血、病変の部位）
- 脳卒中の経過（急性期治療の経過、内科的・外科的治療の内容）

3. 現在の状態
- 神経学的評価（片麻痺の側、運動麻痺の程度、感覚障害の有無、認知機能の評価）
- 嚥下機能（嚥下障害の有無、誤嚥リスクの有無、食事形態）
- コミュニケーション能力（失語症、構音障害の有無、意思疎通方法）
- 排泄機能（排尿・排便コントロールの状況、カテーテルの有無）

4. リハビリテーション評価
- 運動機能評価（Brunnstromステージ、筋力、関節可動域など）
- ADL評価（Barthel Index、FIMなど、日常生活動作の自立度）
- 立ち上がり・歩行能力（歩行可能か、補助具の必要性、移乗動作の自立度）
- 装具・補助具の使用状況（車椅子、歩行器、スプリントの使用）

5. リハビリテーションの内容と進捗
- 実施したリハビリテーションの内容（理学療法、作業療法、言語療法など）
- リハビリの進捗状況（リハビリ開始からの改善状況、現在の課題）
- 具体的な目標（回復期での目標、生活動作の目標など）

6. 生活背景と社会的要因
- 家族構成や介護状況（介護者の有無、家族のサポート体制）
- 住環境（自宅のバリアフリー状況、住居の構造など）
- 社会資源の利用状況（介護保険サービスの利用、デイサービスなど）

7. 薬剤情報
- 現在の処方薬（脳卒中治療に関連する薬剤、血圧・血糖コントロール薬など）

8. 退院後の見通しとリスク
- 今後の予測（回復の見通し、リハビリに期待される効果）
- リスク管理（転倒リスク、誤嚥リスクなど）

9. その他特記事項
- 医師や多職種との連携状況（現在のリハビリチームや医師との連携内容）
- 特別な配慮が必要な事項（宗教的、文化的背景、心理的サポートなど）

これらの情報を詳しく提供することで、回復期リハビリテーション病院において適切なリハビリ計画が立てられ、患者さんの回復をサポートすることができます。

ChatGPTでは、このようにサマリーに記載する必要がある内容を答えてくれます。すでに評価している項目がある場合もあれば、「こんな視点もあるのか！」と気づきを得られる人もいるでしょう。

このような回答を得られた際に注意すべきことは、目の前の患者さんの特徴をしっかり捉え、評価項目を選択すること、情報収集することです。また、自施設にサマリーのひな形がない場合や、改訂を考えている場合に、ChatGPTにアドバイスを求めるのもよいと思います。

続いて、架空の症例で実際のサマリーを作ってみましょう。

上記を元に架空の症例を作ってください。
以下の特徴を入れてください。
- 右中大脳動脈の脳梗塞
- 運動麻痺は重度
- 左半側空間無視は中等度障害、注意障害あり
- もともとの住居はアパートで独居
- 経過は発症2日目より理学療法開始
- 初日は安静度がベッド上のため、関節可動域訓練と電気刺激治療実施
- 3日目に離床開始
- 運動麻痺は徐々に改善
- 歩行練習は長下肢装具（KAFO）を使用している
- 左半側空間無視は徐々に改善しているが、声かけしないと左への注意は向かない

 以下は、架空の症例を基にしたリハビリテーション診療情報提供書の例です。

リハビリテーション診療情報提供書

1. 患者基本情報
- 氏名：山田 太郎
- 年齢：65歳
- 性別：男性
- 主治医：鈴木 健太

2. 診断情報
- 主病名：右中大脳動脈の脳梗塞
- 発症日：2024年8月1日
- 合併症：高血圧、脂質異常症

3. 既往歴

- なし

4. 現病歴

2024年8月1日に突然の右中大脳動脈領域の脳梗塞を発症。意識障害はなく、発症直後から左片麻痺と左半側空間無視が認められました。初期の安静管理と血圧コントロールを行い、発症2日目から理学療法を開始しました。現在までに大きな合併症はなく、回復期リハビリテーション病院への転院を予定しています。

5. リハビリテーション経過

- リハビリ開始日：2024年8月3日
- 2024年8月3日：安静度がベッド上のため、関節可動域訓練と電気刺激治療を実施。
- 2024年8月4日：離床を開始。座位保持、立位練習を少しずつ導入。
- 2024年8月6日：長下肢装具（KAFO）を使用し、歩行練習を開始。段階的に負荷を増加させている。

6. 身体機能評価

- 運動機能
  - 右片麻痺：Brunnstromステージ IV（上肢）、ステージ III（下肢）
  - 筋力：左上下肢MMT 0-1、右上下肢は正常
  - 関節可動域：特に問題なし
- バランス・歩行能力
  - 座位バランス：手すりを使えば自立
  - 立位バランス：左半身の支えが必要、長下肢装具（KAFO）使用での歩行は介助下で可能
- ADL
  - 食事、排泄、着替え、移乗などは全介助
- 感覚機能
  - 左半側空間無視：中等度障害。声掛けがないと左側への注意が難しいが、徐々に改善傾向あり

- 認知・精神機能
  - 注意障害あり、特に左側への注意が向かないが、改善が見られる
  - MMSE：24/30

7. 治療方針
- 現在のリハビリ目標：
  - 左片麻痺の改善と左半側空間無視のリハビリ強化
  - 日常生活動作（ADL）の自立を目指す
  - 長下肢装具を用いた歩行自立を目標
- 注意点：
  - 血圧の管理
  - 左半側空間無視に対するリハビリテーション（声掛けや視覚的フィードバック）

8. 使用中の装具・補助具
- 長下肢装具（KAFO）使用中

9. 家族構成・社会的背景
- 独居（住居：アパート）
- 発症前は自立して生活していたが、今後の生活に介護や支援が必要と考えられるため、家族とケアマネージャーと相談中

10. その他
- 特記すべき薬剤アレルギーなし
- 感染症なし

このように、患者のリハビリテーション経過と現状を詳細に記載することで、転院先のリハビリテーション病院が効果的にリハビリを継続できるよう支援します。

> この症例の診療情報提供書コメントを簡潔にまとめてください。

🆂 診療情報提供書コメント

患者は65歳男性で、右中大脳動脈の脳梗塞により重度の左片麻痺と左半側空間無視を呈しています。発症2日目より関節可動域訓練と電気刺激治療を開始し、3日目から離床を進め、長下肢装具を用いた歩行訓練も介助下で実施中です。左半側空間無視は中等度障害が認められ、声掛けによる改善が進んでいますが、独居のため今後の生活支援が必要です。引き続き、麻痺の改善とADL自立に向けたリハビリをお願いします。

　ChatGPTは箇条書きの文章にするのが得意ですので、文章構成が苦手な方は使用することで、業務負担を減らせる可能性があります。個人情報は入力しないようにしたほうがよいでしょう。また、すでにひな形などあれば、それをプロンプトに入力して生成してもらうことも可能です。

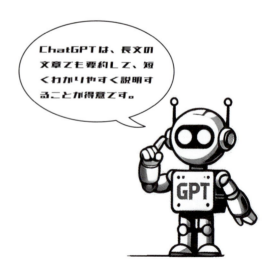

2.2 リハビリテーションプランの作成

リハビリテーションプランは対象者に合わせて計画するものですが、経験の浅いセラピストでは選択肢があまりなく、難渋することも少なくありません。このような時にどのようなリハビリテーションプログラムがあるか、補助的にChatGPTを活用できます。

ChatGPT×リハビリテーションプラン

設定：
- あなたはプロの理学療法士です。
依頼内容
- あなたは回復期リハビリテーション病院に勤務しています。
- 担当している患者さんは右中大脳動脈の脳梗塞で中等度の片麻痺で、左半側空間無視を合併しています。
- 理学療法の時間は1日60分です。
- 理学療法以外にも作業療法、言語聴覚療法の時間が60分あります。1日のうち自主トレーニングのメニュー作成もお願いします。
- 予後予測を踏まえて、現在のリハビリテーションメニューと回復段階（1カ月後、2カ月後）に応じた理学療法プランも作成してください。
- リハビリテーションプランを作ってください

第2章 臨床での活用法

69

理学療法プラン

患者情報
- **疾患**：右中大脳動脈の脳梗塞
- **症状**：中等度の右片麻痺、左半側空間無視
- **リハビリテーション**：
  - 理学療法：60分/日
  - 作業療法：60分/日
  - 言語聴覚療法：60分/日
  - 自主トレーニング：毎日

現在の理学療法メニュー（発症1か月目）
目的
- 片麻痺側の筋力・機能の回復
- 左半側空間無視の改善
- バランス能力と歩行機能の向上
- ADL（Activities of Daily Living）自立度の向上

1. 理学療法（60分/日）
1. 起立・歩行訓練（20分）
- 右下肢の筋力低下に対処し、体幹の安定性を高める訓練。
- 立位バランスを整えながら、補助具を使った歩行訓練を実施。
- 歩行中に左側の注意を促すため、視覚的・音声的なフィードバックを用いる。

2. 関節可動域訓練（ROM訓練）（10分）
- 上肢と下肢の関節可動域の保持と向上を目指す運動（特に肩関節、肘、股関節、膝関節）。
- 右上肢の可動域を広げるための軽いストレッチを実施。

3. 筋力強化訓練（15分）
- 右下肢（大腿四頭筋、ハムストリングス）および体幹の筋力強化。
- 上肢には軽度の抵抗を加えた運動で筋力強化を図る（ダンベルやセラバンドを使用）。

4. バランストレーニング（10分）

- 座位・立位での体幹バランス訓練。
- 不安定なサーフェス上でのバランス訓練や、左側へ意識を引き出すための フィードバックを用いた運動。

5. 視覚認知訓練（5分）
- 鏡を使った運動や、左側の認知を強化するための目標到達タスク。

自主トレーニングメニュー（30分/日）
- **右上肢の動作訓練**（10分）
  - スポンジボールやタオルを使った握力・指先の運動。
  - 肩の屈伸や回転運動で関節可動域を維持。
- **歩行補助具を使用した軽い歩行**（10分）
  - 家庭内での安全な歩行訓練。歩行時には意識的に左側へ注意を向ける。
- **視覚認知トレーニング**（10分）
  - 左側に物を配置し、意識的に手を伸ばす運動や、左側の物体に対する視 覚的注意を促す練習。

1か月後の理学療法プラン（発症2か月目）

改善目標
- 左半側空間無視のさらなる改善
- 片麻痺側の筋力と動作の回復
- バランスと体幹の安定性向上
- ADL自立度の向上

1. 理学療法（60分/日）
1. **歩行訓練の強化**（25分）
   - 補助具なしでの歩行を目指し、体幹の安定性と歩行スピードを向上させ る訓練。
   - 屋外での歩行訓練を開始し、階段昇降などの実生活に必要な動作も取り 入れる。

2. **筋力・持久力トレーニング**（15分）
   - 右下肢と体幹の筋力強化訓練を強化し、持久力を高める。
   - 重りを使用した運動や、自重を利用した運動で筋力アップを図る。
3. **バランス・プロプリオセプション訓練**（10分）
   - 立位での左右バランスを調整し、動的な動作中に体幹の安定性を強化する。
   - ステップ動作や左右への移動を含めたバランストレーニング。
4. **左側への視覚的注意訓練**（10分）
   - 左側の視覚認知と注意を強化する運動を継続。左右対象のタスクで視覚的フィードバックを使用。

2か月後の理学療法プラン（発症3か月目）

改善目標
- ADLのほぼ独立した遂行
- 左半側空間無視の大幅な改善
- 自立歩行の達成と、歩行スピード・持久力のさらなる向上
- 社会復帰や家庭内での自立度向上

1. 理学療法（60分／日）
1. **独立歩行訓練の強化**（30分）
   - 外部の補助なしでの歩行を確立。環境への適応力を高め、障害物を回避する訓練。
   - 階段昇降や長距離の歩行を取り入れ、日常生活に近い動作をシミュレート。
2. **高強度筋力・持久力トレーニング**（15分）
   - さらなる筋力と持久力を高めるため、抵抗運動や負荷を増加させたトレーニングを実施。
3. **バランス訓練**（10分）
   - 左右のバランスを意識しながら、歩行中の安定性を強化する。
   - 片足立ちや、歩行中に左右への意識を促す動作を強化。
4. **左半側空間無視への認知的フィードバック訓練**（5分）
   - 認知的なフィードバックを活用し、左側への注意を無意識的に持続でき

るような訓練を継続。

予後予測
- **1か月後**：歩行補助具を使いながらも、家庭内での独立歩行が可能になる。ADLは部分的な介助が必要だが、簡単な作業や動作が自立可能になる。
- **2か月後**：屋外での歩行や階段昇降が補助なしで可能となり、ADLの大部分を自立して行える。左半側空間無視も改善し、社会生活への適応が進む。

　このように、患者さんの病態に合わせたリハビリテーションプランを作成してくれます。なお、「1か月後の理学療法」で示された「バランス・プロプリオセプション」とは、固有受容感覚のトレーニングのことです。

　一般的なプランニングであり、目の前の患者さんにどこまで適応できるのか、また本当にそのままでかまわないのかについては、セラピストの判断が必要です。ChatGPTの返答を批判的に吟味しながら、活用することが重要です。

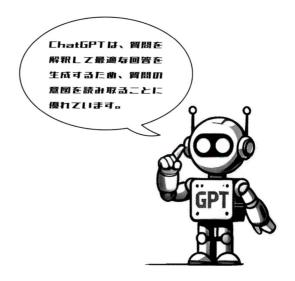

Column : Link with reality

人工知能を実際に活用している病院はあるの？

　このようなリハビリテーションの臨床応用は、実際に行われているのでしょうか？ソニーネットワークコミュニケーションズ株式会社と社会医療法人北斗十勝リハビリテーションセンターは、AIを活用した予測分析ツールを用いて共同研究を進め、回復期リハビリテーション病棟における予後の予測に役立つソリューションを開発し、その精度を報告しています。具体的には、退院時の「歩行動作の予測」や「トイレ動作の予測」、さらに「運動機能評価（FIM）」の予測において、高い予測精度が実証されています[1]。

　また、脳卒中による上肢の運動麻痺に対する予後予測モデルの有用性についても調査されました。その結果、決定係数が0.8686という高い精度を示し、先行研究と同等の信頼性が確認されました。この成果は、雑誌「作業療法の実践と科学」に掲載され、AIを用いた予測モデルの有効性が明らかにされています[2]。

[1] ソニーネットワークコミュニケーションズ株式会社：AIを用いた回復期リハビリテーション病棟向け予後予測ソリューションを十勝リハビリテーションセンターと共同開発. https://prtimes.jp/main/html/rd/p/000001438.000000196.html
[2] 荒洋輔, et al：回復期脳卒中患者の上肢運動麻痺の予後予測に対するAI予測分析ソフトの有用性の検討. 作業療法の実践と科学 2024；6(1)：11-14. https://doi.org/10.32151/psot.6.1_11

2.3 リハビリテーション科内マニュアル作成

すでにマニュアルが整備されている組織もあると思いますが、新規立ち上げの事業所や組織内でも新たな事業が開始される際に、マニュアルの整備は事務作業として大変です。この時にChatGPTにたたき台を作成してもらうと負担を軽減することができます。

ChatGPT×マニュアル

> あなたは回復期リハビリテーション病院のリハビリテーション科の長です。
> # 依頼内容
> ・来年、病院機能評価を受審予定です。
> ・疾患別リハビリテーションの科内マニュアルを作成しています。
> ・運動器のリハビリテーションの科内マニュアルを作成してください。

運動器のリハビリテーションの科内マニュアル作成について、以下の項目が考えられます。これを基に、詳細を埋めていくとよいかもしれません。

1. 目的
運動器疾患患者の回復を最大化し、機能向上と生活の質の向上を目指すための標準化されたリハビリテーションガイドラインを提供する。

2. 対象疾患
- 骨折（大腿骨頸部骨折、脊椎圧迫骨折など）
- 人工関節置換術後
- 関節炎（変形性関節症、関節リウマチ）
- 靭帯・腱損傷（前十字靭帯損傷、アキレス腱断裂）
- 筋肉・筋膜症（筋肉痛、筋肉炎など）

3. リハビリテーションの基本原則
- 患者の状態に応じた段階的アプローチ
- 患者のADL（日常生活動作）能力向上を目指す
- リスク管理（転倒、再発の防止）

4. リハビリテーションプロトコル
4.1 評価
- 初期評価（ROM測定、筋力測定、バランス評価、痛みの評価）
- 定期評価（リハビリ進行の確認）

4.2 介入方法
- **急性期**：痛みの管理、軽い動作の導入（可動域訓練）
- **回復期**：筋力強化訓練、バランス訓練、歩行訓練
- **維持期**：自主トレーニングプランの作成、再発予防指導

4.3 具体的な治療アプローチ
- **物理療法**：温熱療法、電気刺激、超音波療法など
- **運動療法**：筋力強化、ストレッチ、関節可動域訓練
- **装具療法**：必要に応じたサポート

5. 記録とフィードバック
- リハビリの進捗状況を適切に記録
- チームでの共有と改善点のフィードバック

6. 家族およびケアスタッフへの指導
- 自宅での自主トレーニングの方法
- 介護負担の軽減に向けたアドバイス

7. 連携
- 医師、看護師、理学療法士、作業療法士、言語聴覚士など、多職種チームとの連携

これらの項目を基に、具体的な治療内容や評価基準を盛り込んでいくと、完成度の高いマニュアルが作成できるかと思います。必要な部分があれば、追加でご相談ください。

以上ではまだ、対象疾患や評価項目が少なく、中止基準も入っていません。このような場合、必要な項目を追加して質問しましょう。

> より詳細な対象疾患、評価項目、を入れてください。

運動器のリハビリテーションマニュアルの作成にあたり、以下により詳細な内容を示します。具体的な対象疾患、評価項目、中止基準も含めました。

---

1. 目的
患者の運動機能を最大限に回復させ、日常生活動作（ADL）の向上およびQOL（生活の質）の改善を目指す。

2. 対象疾患
運動器疾患に対するリハビリテーションの対象となる疾患の詳細なリストです。

2.1 骨・関節疾患

- 大腿骨頸部骨折
- 脊椎圧迫骨折
- 膝関節・股関節の変形性関節症
- 肩関節周囲炎（五十肩）
- 関節リウマチ
- 椎間板ヘルニア
- 脊柱管狭窄症

2.2 靭帯・筋腱疾患

- 前十字靭帯損傷
- 肩腱板断裂
- アキレス腱断裂
- 筋膜性疼痛症候群

2.3 術後・外傷後リハビリテーション

- 人工関節置換術後（膝、股関節）
- 脊椎固定術後
- 四肢骨折後のリハビリ

3. 評価項目

3.1 身体機能評価

- 関節可動域（ROM）
  - Goniometer を使用して主要関節の屈曲・伸展・外転・内旋・外旋を測定。
  - 基準値と比較し、可動域制限の有無を確認。
- 筋力（MMT：Manual Muscle Testing）
  - 主要な筋群（大腿四頭筋、ハムストリングス、上腕二頭筋など）の筋力を5段階評価。
- バランス能力
  - TUG（Timed Up and Go）テストや片脚立位テストで動的バランス・静的バランスを評価。

- 歩行能力
  - 10m歩行テスト、歩行速度、歩行距離の評価。
  - 歩行アシストが必要か、自立しているかの確認。
- 痛みの評価
  - VAS（Visual Analog Scale）やNRS（Numeric Rating Scale）で痛みの程度を記録。
- ADL評価
  - FIM（Functional Independence Measure）を用いて日常生活動作の自立度を評価。

3.2 主観的評価
- 疲労度・自覚症状の確認
  - 疲労や倦怠感、痛みの自己報告。
- 心理的評価
  - リハビリへの意欲や不安、抑うつの兆候を観察。

3.3 心肺機能評価（必要に応じて）
- 安静時・運動時の心拍数、血圧
- 6分間歩行テスト
- SpO_2モニタリング（酸素飽和度の確認）

4. リハビリテーションプロトコル

4.1 急性期（術後・受傷後すぐ）
- **目的**：術後・受傷後の疼痛コントロールと可動域の確保
  - **物理療法**：冷却療法、軽度の電気刺激
  - **関節可動域訓練**：受動的なROM訓練から開始
  - **筋力強化**：軽い等尺性運動から開始

4.2 回復期（退院前後）
- **目的**：筋力と可動域の回復、バランスと歩行能力の向上
  - **筋力強化訓練**：抵抗運動や持久力トレーニング（Theraband、フリーウェ

イト)
- **バランストレーニング**：重心移動訓練、バランスボードの使用
- **歩行訓練**：平地歩行から段差・階段歩行訓練へ進展

4.3 維持期 (外来・自宅)
- **目的**：機能維持と再発予防
  - **自主トレーニング**：自宅でのストレッチや簡単な筋力訓練の指導
  - **生活指導**：正しい姿勢や負担の少ない動作方法のアドバイス

---

5. リハビリ中止基準
以下の条件に該当する場合、リハビリテーションの中断を検討します。

5.1 全身状態に関する基準
- **体温**が38℃以上
- **安静時心拍数**が100 bpmを超える場合
- **血圧**が200/110 mmHgを超える場合、または極端な低血圧 (90/60 mmHg未満) が見られる場合
- **酸素飽和度 (SpO$_2$)** が90%以下 (特に呼吸器疾患の既往がある場合)

5.2 局所症状に関する基準
- **激しい痛み**や新たな痛みの出現
- **関節の不安定感** (脱臼のリスク)
- **著しい腫脹**や熱感がある場合

5.3 心理的・意欲的な基準
- 患者の**極度の疲労感**や強いリハビリへの抵抗がある場合
- **精神的ストレス**や抑うつの顕著な悪化が認められる場合

---

6. まとめ
このマニュアルは、運動器疾患の回復を支援するための標準化されたリハビ

> リテーション手法を提供します。対象疾患や評価項目を明確にし、中止基準も設けることで、患者の安全と効果的な治療を確保します。今後、スタッフ間での共有とフィードバックを通じて、さらなる改善が見込めます。
>
> ---
>
> この構成に基づいて、さらに細かな具体例や現場のニーズに合わせた調整を行うことができます。必要があれば、さらに詳細な情報を追加することも可能です。

　時間のかかるマニュアル作りも、ChatGPTを補助的に使えば、業務の負担を軽減させることができます。さらに、各施設で行っている評価項目を追加して、施設の特性に合わせて作成することが可能です。中止基準などは各学会が推奨しているものに変更・追加して、各施設に合わせたものを作りましょう。

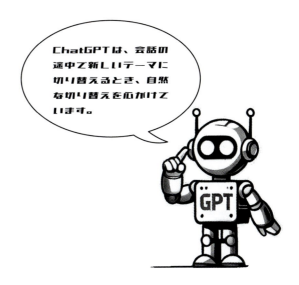

2.4 ホームページへの活用：キャッチコピー、画像の生成

　各施設のホームページは、患者さんが受診する際、また、就活生がアクセスして希望就職先を決める際などに、参考にされることが多くあります。ホームページは見やすいことや、キャッチコピーなどが重要です。ホームページ作りにChatGPTを活用してみましょう。

ChatGPT×ホームページ作成

> あなたは外来クリニックのリハビリテーション科長です。
> # 依頼内容
> ・リハビリテーション科のホームページを作成しています。
> ・ホームページのひな形を作ってください。
> ・当院は整形外科のクリニックで、特徴は電気刺激治療や温熱治療をもちいた物理療法と運動指導による腰痛治療です。
> ・職員の学術活動も積極的に行っています。
> ・産休、育休、時短勤務も可能です。
> ・厚生労働省の医療機関ホームページガイドライン（https://www.mhlw.go.jp/stf/houdou/2r9852000002kr43.html）は遵守してください。

 ホームページのひな形を以下の要素で作成します。厚生労働省の医療機関ホームページガイドラインを遵守し、情報提供の透明性や正確性を確保します。

1. トップページ

a. クリニックの紹介
- 当院は地域密着型の**整形外科クリニック**で、腰痛を中心に運動器疾患の治療に特化しています。
- 主な治療方法として、**電気刺激治療**や**温熱治療**などの物理療法に加え、専門的な運動指導を行い、患者様の機能改善を目指しています。

b. スライダー（画像とキャッチフレーズ）
- "腰痛治療のスペシャリスト" — あなたの動きを取り戻すサポートをいたします。
- "最新の物理療法" — 安心・安全なリハビリテーション治療を提供。

c. 予約・問い合わせボタン
- オンライン予約システムや、お問い合わせフォームへのリンクを目立つ場所に配置。

---

2. 当院の特徴

a. 治療方法
- **電気刺激治療**：筋力強化や痛みの緩和を目的とした、効果的な非侵襲的治療。
- **温熱治療**：筋肉の緊張を緩和し、血流を促進する治療法。
- **運動指導**：専門スタッフによる個別指導で、腰痛の原因にアプローチし、再発予防に努めています。

b. 職員の学術活動
- 当院では、スタッフの学術活動を積極的に支援し、最新の医療知識と技術を取り入れています。
- **研究会への参加**や、院内研修会の開催を通じて、医療の質向上に努めています。

c. 職場環境
- **産休・育休制度**：職員のライフステージに応じたサポートを行い、働きやすい環境を整えています。
- **時短勤務制度**：柔軟な勤務形態を提供し、仕事と家庭の両立を支援します。

3. 診療案内

a. 診療時間
- 平日：9：00〜17：00
- 土曜日：9：00〜13：00
- 休診日：日曜・祝日

b. 予約方法
- 初診・再診の方もオンラインで予約可能です。
- お電話でもお気軽にお問い合わせください。

c. アクセス
- クリニックの所在地や地図を掲載。
- 交通手段（公共交通機関や駐車場の案内）も明記。

4. 当院について

a. 院長メッセージ
- 整形外科リハビリテーションの重要性と、患者さんとの信頼関係を重視した医療を提供しています。

b. スタッフ紹介
医師、理学療法士、作業療法士、言語聴覚士のチーム医療を紹介。

5. お知らせ・最新情報

- 新規の治療機器導入や、学会発表、研究会参加の報告を定期的に更新。
- 季節ごとのお知らせや、診療時間の変更なども掲載。

---

6. プライバシーポリシー・法令遵守

- 当院の個人情報保護方針を明記し、患者様の情報を適切に管理する姿勢を示します。
- 厚生労働省の医療機関ホームページガイドラインに基づき、広告的要素を抑え、信頼性の高い情報を提供。

このひな形をもとに、必要な箇所に具体的な情報を入れ込むことで、クリニックの信頼性や魅力を伝えるホームページが完成します。具体的なデザインや色使いについてもご相談いただければ対応いたします。

> 当院の特徴を踏まえ患者様の受診促進、就活生が受験したくなるようなキャッチコピーを考えてください。

 患者様の受診促進のためのキャッチコピー

1. 「腰痛、あきらめないで！電気刺激治療と運動指導で痛みを根本から改善します」
2. 「動ける喜びをもう一度！最先端の物理療法で、あなたの健康をサポート」
3. 「毎日の痛み、プロにお任せください。あなたに合ったリハビリプランをご提案」
4. 「温熱治療で体を芯からケア。心地よい治療で痛みを和らげます」

5.「再発しない腰痛治療。原因にしっかり向き合い、安心のサポート体制」

就活生が受験したくなるキャッチコピー

1.「働きやすさと成長が両立できる！充実の研修制度と柔軟な働き方を実現」
2.「最先端のリハビリ技術に触れる！実践力を磨ける職場であなたのスキルアップを」
3.「産休・育休・時短もOK！長く安心して働ける環境が整っています」
4.「学会参加・研究支援も充実！一歩先を行く理学療法士・作業療法士へ」
5.「チーム医療で成長する職場！患者さんとの信頼を築くやりがいのある毎日を」

これらのキャッチコピーを活用することで、患者様には安心感と効果を、就活生には職場環境の魅力を伝えることができます。

Column

ChatGPTは絵が苦手？

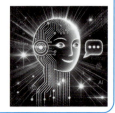

　ChatGPTは文章が得意ですが、画像の作成は苦手です。右のイラストは、イラストが得意なDALL-E3でつくった画像です。イラストはDALL-E3などで作成するとよいでしょう。ChatGPT有料版ならイラストに関するプロンプトを入力すればDALL-E3がイラストを生成してくれます。

続いて、画像の作成です。なお、画像の生成は、無料版では1日2枚までの制限があります（2024年11月現在）。

当院の特徴を踏まえた画像を作ってください。

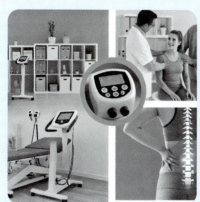
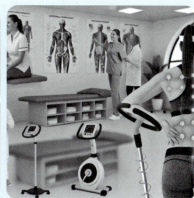

こちらが、当院の特徴を反映した画像です。電気刺激治療や温熱治療を取り入れたリハビリテーションと、患者様との密なコミュニケーションが伝わる内容となっています。温かみのある雰囲気と、プロフェッショナルな治療を提供している様子が描かれています。ホームページのデザインにも取り入れていただけるかと思います。

　ホームページを作成する際に重要なことは、厚生労働省からでている医療機関ホームページガイドライン（https://www.mhlw.go.jp/stf/houdou/2r9852000002kr43.html）に従うことです。もちろん、文章や文言は適宜修正するなどの校正が必要になります。

2.5 患者数推移の分析と説明資料

　管理者にとって、経営分析は重要な職務の1つです。しかし、セラピストが経営学を学ぶ機会は少なく、患者数の推移や売り上げの分析には労力がかかります。また、その結果を経営者に説明することには、さらに労力がかかります。そんなとき、ChatGPTを使ってみましょう。一例を示します。

ChatGPT×経営分析

あなたは外来クリニックのリハビリテーション科長です。
依頼内容
・月別患者数の推移を分析してください。

	4月	5月	6月	7月	8月	9月
10月	11月	12月	1月	2月	3月	合計
R3年度	150	215	120	135	121	130
	140	150	200	108	201	200
	1,870					
R4年度	206	230	300	222	215	245
	280	292	250	136	151	248
	2,775					

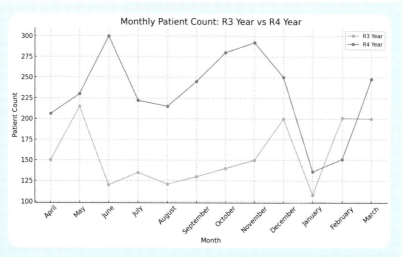

こちらが、R3年度とR4年度の月別患者数の推移を比較したグラフです。R4年度の患者数が全体的に増加している様子が見て取れます。特に6月から12月にかけて、R4年度の患者数はR3年度に比べて顕著に多くなっています。

> 院長に説明する資料を作成してください。

院長に説明する資料の構成を以下のように提案します。簡潔で要点を抑えた内容にし、視覚的にもわかりやすいグラフや数値を用いることがポイントです。

1. 表紙
- **タイトル**：「月別患者数の推移と分析報告」
- **提出者**：リハビリテーション科長
- **提出日**：2024年〇月〇日

---

2. 目次
1. 月別患者数の推移概要

2. 年度ごとの比較

3. 増加要因の分析

4. 今後の課題と改善提案

---

3. 月別患者数の推移概要

3.1 R3年度とR4年度の月別患者数データ

- R3年度とR4年度の月別患者数を表にまとめ、簡単に説明。
  - **R3年度合計患者数**：1,870名
  - **R4年度合計患者数**：2,775名
  - **増加率**：約48.4%

---

4. 年度ごとの比較

- **グラフ**：月別患者数の推移を折れ線グラフで視覚的に表示し、増加傾向を明示。
- **分析ポイント**：
  - 6月から12月にかけて、特にR4年度の患者数が急増。
  - 最大値はR4年度の6月（300名）で、R3年度の同月に比べて約150%増加。

---

5. 増加要因の分析

- **要因1**：電気刺激治療や温熱療法の導入による効果的な物理療法への関心の増加。
- **要因2**：クリニックの広報活動や地域での認知度向上。
- **要因3**：他院からの紹介患者の増加、特に運動器疾患のリハビリ需要。

---

6. 今後の課題と改善提案

- **課題1**：患者数の増加に伴う人員確保やシフト調整の必要性。
- **課題2**：待ち時間の短縮、診療の効率化。
- **改善提案**：

- 新たなスタッフの採用、特に繁忙期に向けてシフト調整を強化。
- 電気刺激治療の有効性をさらに強化し、他の施術と組み合わせることで、リピーター患者を増やす方策を検討。

7. 結論
- **まとめ**：R4年度の患者数増加は、当クリニックの施術効果と広報活動の成果であることが確認された。今後も同様の施策を継続し、さらに改善策を講じることで、リハビリテーション科の発展を目指す。

この構成を基に、グラフやデータを加えた資料をPowerPointやWordで作成すると、より効果的な説明が可能です。

> グラフの解釈をもう少し教えてください。

グラフの解釈をもう少し詳細に説明します。

R3年度とR4年度の月別患者数の比較分析

1. 全体的な傾向
- R3年度とR4年度を比較すると、全般的にR4年度の患者数がR3年度を上回っていることが確認できます。
- 特に、6月から12月にかけては、R4年度の患者数が急増しているのが明確です。R3年度の同時期と比較して、ほぼ毎月の患者数が高くなっています。

2. 月別の特徴
- 4月と5月は、R4年度がR3年度に比べて若干多い程度の増加にとどまっています。これにより、初期の増加傾向は緩やかだったことがわかります。

- 6月でR4年度の患者数は300人に急増し、これはR3年度の120人に対して150%の増加を示しています。特にこの月が、R4年度の患者数の増加の重要な転機となっています。
- 7月から12月も、R4年度がR3年度を上回る傾向が続きます。特に、10月はR3年度が140人であったのに対し、R4年度は280人と、ほぼ2倍の患者数になっています。

3. 年明けの変化
- 1月から2月にかけて、両年度とも患者数が減少傾向にありますが、R4年度でも減少は見られます。ただし、1月や2月の患者数の水準は、R4年度がやや高い状態を維持しています。
- 3月には再びR4年度の患者数が増加し、248人に達しています。これは、R3年度の200人に比べて約24%の増加です。

4. 総合的な増加
- 全年度を通して、R4年度はR3年度に対して約48%の増加が見られ、これは相当な成長率です。この増加は、特に夏以降の期間において顕著であり、季節的な要因や施術の需要増が関与している可能性があります。

考察
- 6月に大幅な増加が見られた背景として、キャンペーンの実施や新規治療法の導入などが考えられます。これにより、多くの新規患者やリピーター患者が増加したのではないかと推察されます。
- また、10月に見られる大幅な増加も、秋の健康維持やリハビリへの意識の高まりと連動している可能性があります。
- 冬季 (1月、2月) は例年、患者数が減少する傾向が見られますが、R4年度では依然としてR3年度よりも高い水準で推移しているため、安定した患者の確保ができていることがわかります。

これらの分析から、R4年度における患者数の急増が一時的なものではなく、年間を通じて持続的な増加傾向にあることが確認できます。

有料版では、Excelのファイルからも読み込みが可能でグラフなども作成できます。ただ、ChatGPTがデータを読み込みやすいように、Excelファイルを作成する必要があります。

　このようにChatGPTは分析を補助し、経営者に対する説明も補助してくれます。個々の組織の特徴があると思いますので、あくまでも補助的に使用することがポイントです。また、グラフや図の作成には有料版が必要になることがあります。

Column

ChatGPTは計算が苦手？

　ChatGPTは、自然言語処理に優れたAIですが、計算能力には限界があります。特に、複雑な数値計算やリアルタイムのデータ処理において、エラーを含む結果を生成することがあります。これは、ChatGPTが統計的な予測に基づいてテキストを生成する構造であるため、計算エンジンではないことに由来します。

　医療分野での応用においても、この限界が課題となります。例えば、薬の投与量の計算や患者の数値データの分析など、正確な計算が求められる場面において、ChatGPTをそのまま用いることは危険です。医学に関する質問に対しても、特定の分野では誤答のリスクが高く、エラーが患者の安全に直結する可能性があるため、信頼できる医療システムと併用することが推奨されます。

　ただし、2024年5月にGPT-4oが登場しましたが、計算の正確度、回答の速度が格段に上がっており、今後は計算領域でも信頼できるツールになっていく可能性は高いのではないかと思われます。

2.6 塗り絵の画像生成

　作業療法の場面でよく使用するものとして、塗り絵があります。ChatGPTでは画像も作成することができます。患者さんの興味が湧く塗り絵を作ってみましょう。

ChatGPT×塗り絵

あなたは作業療法士です。

リハビリテーションで使用する、塗り絵の絵を作ってください。
- 対象は85歳の認知症の患者さんです。
- もともと専業主婦でしたが、旅行が趣味でした。
- 特に山にハイキングに行って温泉に入るのが好きだったようです。
- MMSEは15点です。
- リハビリテーションに意欲的ではないので、興味がわくような塗り絵を作ってください。

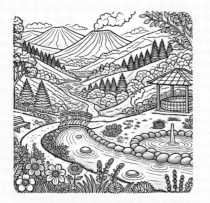

こちらが85歳の認知症の患者さん向けの塗り絵です。温泉とハイキングを楽しむ風景を描いており、過去の旅行の思い出を呼び起こすようなデザインにしました。リハビリテーションの一環として、興味をもってもらえるとよいですね。

> 細かい描写が多いので、少し簡単にしてください。

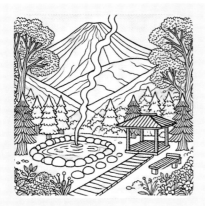

こちらは、より簡単なデザインに変更した塗り絵です。広い線と少ない細かい描写で、塗りやすくしてあります。リハビリテーションの際に、患者さんがより取り組みやすくなることを期待しています。

このように、患者さんの病態や嗜好に合わせた画像を生成することができます。画像の作成は無料版では制限がありますので、有料版のほうが使いやすいです。

ChatGPTは、ユーザーのリクエストに応じて、さまざまなスタイルやテーマに合わせた画像を生成できます。

2.7 失語症患者の自主トレーニングメニュー

リハビリテーション治療の時間は1日で最大でも3時間、また休日はリハビリテーション治療がない場合もあると思います。その際に重要となるのが、自主トレーニングです。

自主トレーニングは1人で行うことも多く、興味が湧かないと積極的に取り組めないということもあります。既存の自主トレーニング課題もありますが、患者さんの重症度や嗜好に合わせて積極的に取り組めるような、自主トレーニングを作ることも可能です。

ChatGPT×失語症患者の自主トレメニュー

あなたは急性期病院の言語聴覚士です。

日曜日はリハビリテーションがないので、自主トレの問題を作ってください。
- 対象は軽度失語症の患者さんです。
- 発症前は自営業で八百屋さんを30年やっていました。
- 土日は競馬をよく見ていました。
- 自主トレに意欲的ではないので、興味がわくような問題を作ってください。

第2章 臨床での活用法

97

軽度失語症の患者さんが興味を持って取り組めるよう、八百屋さんや競馬に
関連した自主トレーニング問題を作成しました。患者さんの興味を引きつつ、
言語機能の改善をサポートできる内容になっています。

自主トレーニング問題

1. 八百屋さんの商品を使った文章作成
次の野菜や果物を使って、短い文章を作ってください。

・トマト、りんご、キャベツ

例：「今日はトマトがたくさん売れました。」

2. 競馬に関連した「はい／いいえ」質問
次の質問に「はい」か「いいえ」で答えてください。
・昨日、競馬を見ましたか？
・八百屋さんでは果物も売っていましたか？
・一番好きな馬はサラブレッドですか？

3. 八百屋の値段計算問題
野菜や果物の価格を見て、合計金額を答えてください。
・きゅうり1本50円、にんじん1本80円、リンゴ1個100円。全部でいく
　らですか？
・キャベツ200円、みかん3個で300円。全部でいくらですか？

4. 競馬に関連した文の完成
次の文を自分で完成させてください。
・私が好きな馬は＿＿です。
・競馬のレースを見ると＿＿気持ちになります。
・八百屋の仕事で一番楽しいことは＿＿です。

5. 商品名と値段の組み合わせ

以下の商品の名前とその価格を正しく組み合わせてください。

- 商品：きゅうり、りんご、キャベツ
- 値段：50円、100円、200円

6. 競馬用語の記憶カテスト

次の競馬に関連する単語を覚えて、1分後に繰り返してください。

- スタート、ゴール、レース、ジョッキー、サラブレッド

7. 野菜のカテゴリー分け

次の野菜や果物を「果物」か「野菜」に分けてください。

- りんご、トマト、キャベツ、みかん、きゅうり

8. 好きなことを語るトレーニング

「競馬」や「八百屋さんの仕事」について、1〜2分間話してください。テーマに沿って話すことで、言葉の流れを練習します。

これらのトレーニングは、患者さんの興味を引きつつ、自然に言語の練習ができるよう工夫しています。リラックスした雰囲気で取り組めるように、無理なく楽しんでいただけることを目指してください。

　このほか、問題数や、「小学生6年生レベル」などのレベル設定も指定することができます。患者さんの重症度の設定や嗜好を、プロンプトにうまく入力することがポイントです。

| 2.8 | メール対応 |

セラピストにとって、外部の方との連絡でメールのやりとりは必須です。
ChatGPTでは目的や条件を設定すると、メールのひな形を作成してくれます。

ChatGPT×メール

あなたは理学療法士です。

三輪電気株式会社の電気刺激治療器のデモをお願いしたいです。

- メールを送りたいので作ってください。

件名：三輪電気株式会社の電気刺激治療器デモのご依頼

三輪電気株式会社 御中
リハビリテーション科長 [あなたの名前] と申します。

貴社の電気刺激治療器に関心があり、弊院でのデモンストレーションをお願いしたく、ご連絡差し上げました。
私たちは、物理療法や運動療法を積極的に取り入れており、特に電気刺激治療の有効性を重視しています。
つきましては、以下の内容でデモの実施をご検討いただけますでしょうか。

- 希望日程：
- デモ機材の詳細：
- その他のご用意いただく資料や情報：

ご多忙のところ恐れ入りますが、日程調整やご不明点がございましたらご連絡ください。
何卒よろしくお願い申し上げます。

[あなたの名前]
[病院・クリニック名]
リハビリテーション科長
連絡先：[電話番号]
メールアドレス：[メールアドレス]

　このようなひな形は、「勉強会案内」や「新人歓迎会」の案内など、送る人や目的を設定して活用できます。

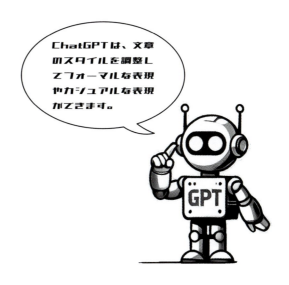

2.9 研修会の案内

　セラピストは、科内の勉強会や外部への勉強会を主催することもあります。勉強会の案内では、参加者の興味を引くような案内を送ることが重要ですが、なかなか難しいこともあります。このようなことにもChatGPTが役立ちます。

　また、外部に対して発信する際に、SNSを使用することもあります。SNSによっては文字数制限もあり、頭を悩ませることもあると思いますが、ChatGPTではこのような悩みも助けてくれます。

ChatGPT×研修会案内

あなたは理学療法士です。

研修会を主催することになりました。研修会の詳細は以下です。
- 日時：2025年12月4日
- 場所：三輪病院リハビリテーション室
- テーマ：脳卒中に対する電気刺激治療
- 講師：三輪太郎
- 申込方法：申込フォームに入力
- 参加費：無料
- 参加対象者：理学療法士、作業療法士、言語聴覚士などの医療従事者

メールを送りたいので参加者の興味が湧くようなメールを作成してください。

件名：【無料研修会】脳卒中に対する電気刺激治療 － 三輪病院リハビリテーション室にて開催

本文：
医療従事者の皆様へ

平素より大変お世話になっております。三輪病院リハビリテーション室主催の特別研修会のご案内をさせていただきます。今回の研修会では、**脳卒中に対する電気刺激治療**に焦点を当てた、貴重な学びの機会を提供いたします。

研修会概要
- 日時：2025年12月4日（木）
- 場所：三輪病院リハビリテーション室
- テーマ：脳卒中に対する電気刺激治療
- 講師：三輪太郎先生（専門家による最新の知見と実践に基づいた講義）
- 参加費：無料
- 対象者：理学療法士、作業療法士、言語聴覚士など、脳卒中リハビリに関わるすべての医療従事者

研修内容について
この研修会では、脳卒中リハビリテーションにおける電気刺激治療の最新技術や臨床応用を解説し、臨床での効果的な導入方法を学ぶことができます。講師の三輪太郎先生は、リハビリテーション分野で豊富な経験を持ち、実践に基づいた具体的な事例紹介も予定しております。

臨床での効果を高める技術を学ぶ絶好の機会です！

申込方法
参加をご希望の方は、以下の申込フォームよりお申し込みください。

[申込フォームリンク]

皆様のご参加を心よりお待ちしております。ぜひこの機会にご参加いただき、最新の知見を共に学びましょう！

ご不明点がございましたら、お気軽にお問い合わせください。

どうぞよろしくお願いいたします。

三輪病院 リハビリテーション室
【連絡先】
【メールアドレス】

このような内容で、参加者の関心を引きつけ、具体的なメリットを強調したメールを送ることで、より多くの参加者を集めることができるでしょう。

- SNSでも広報したいので、絵文字なども入れてSNS用にも案内を作ってください。
- 「X」と「Facebook」用にお願いします。
- 「X」は140文字以内でお願いします。

X用（140文字以内）

🧠【研修会のお知らせ】
12/4に「脳卒中に対する電気刺激治療」について無料研修会を開催します！
講師は三輪太郎先生 👨‍⚕️
申込はこちら👉[申込フォームリンク]
#理学療法 #作業療法 #言語聴覚士 #リハビリテーション

Facebook用

🧠【無料研修会のご案内】
12月4日、三輪病院リハビリテーション室にて「脳卒中に対する電気刺激治療」をテーマにした研修会を開催します
✨講師は経験豊富な三輪太郎先生👨‍⚕️
電気刺激治療に関する最新の知見と臨床応用方法を学ぶ貴重な機会です！理学療法士、作業療法士、言語聴覚士など、リハビリに取り組む医療従事者の皆様、ぜひご参加ください💡

✅日時：2025年12月4日（木）
✅場所：三輪病院リハビリテーション室
✅申込方法：申込フォームに入力
✅参加費：無料

詳しくはこちら👉[申込フォームリンク]
#理学療法 #作業療法 #言語聴覚士 #脳卒中リハビリ #電気刺激治療 #研修会 #三輪病院

これで、XとFacebookに適した告知ができると思います。絵文字を使うことで視覚的にも興味を引きやすくなります。

案内の文章を作る際には、「メール」「SNS」「手紙」などのうちどのツールを使うのか、また、「興味が湧くように」などの文言を、プロンプトに入力することがポイントです。

なお、ChatGPTでは文字をトークン（ChatGPTが処理する言語の基本的な構文単位）でカウントするので、日本語の文字数を正確にカウントできない可能性があります。そのため、文字数についてはそのつど、確認することが必要です。

Column

ChatGPTは文字カウントも苦手？

　ChatGPTは文章の生成に優れていますが、指定された文字数を厳密に守ることが苦手です。この理由は、ChatGPTが統計的に最適な単語やフレーズを予測して文章を生成するためで、細かな文字数制御が難しいために生じるようです。このため、指定された文字数を超過したり、逆に不足したりすることがあります。このエラーは、入力されるプロンプトが長文になるほど顕著になる印象があります。

　そんな時は、「文章生成」と「文字数カウント＆文字数調整」を2段階のプロセスに分けることで正確な文字数カウントが可能になります。以下に、生成された文章の文字数がうまくいかない場合のプロンプト例を示します。なお、★で示した条件部分は、それぞれの文章によって変えてください。

＜プロンプト例＞

今出力した文章は、文字数調整がうまくできていないようです。
以下の手順に従って、文字数を調整してください。

手順
・出力する前に、何文字になったかをカウントしてください。
・カウントした結果、# 文字数 の条件を満たしていることが確認できた場合に限ってタスクを終了してください。
・カウントした結果、# 文字数 の条件を満たしていない場合は、# 文字数 の条件を満たせるまで文字を追加したり削除して処理を繰り返してください。
・文字数を増やす場合、「方法、結果」のボリュームを増やしてください。★
・出力の最後に文字数カウントを表示してください

文字数
・下限：1,500字
・上限：2,000字

2.10 臨床実習指導者の フィードバックコメント

臨床実習指導者は通常業務のほか、学生への技術的な指導、フィードバックなども業務負担になると思います。養成校へのフィードバックを行うことも、負担の多い作業の1つです。

学生の特徴を「箇条書き」で示す、というわけにもいかないと思います。ChatGPTの助けを借りて、負担を少し減らしてみましょう。

ChatGPT×臨床実習指導者

あなたはプロの理学療法士です。
現在、理学療法実習生の臨床実習指導者をしています。
臨床実習生の2か月間の評価コメントを400文字以内で作成してください。

以下のポイントを含めてください：
- 社会人としての振る舞いに問題はない。
- 基本的な知識はあるが、患者に応用することに不慣れ
- 動作観察からの問題点の抽出や、他の評価項目との統合や解釈が苦手
- 実習の初めは静かでコミュニケーションを取るのが難しそうで、質問や解釈を表現するのに苦労していた
- 実習の後半には徐々にコミュニケーション能力が向上し、患者やスタッフと意思疎通ができるようになった。
- 自主的にトレーニングプランを提案できるようになった。

- 継続的な学習が必要

このポイントをもとに、評価コメントをまとめてください。

[実習生名]さんは、社会人としての振る舞いに問題なく、礼儀正しく責任感を持って実習に取り組んでいました。基本的な知識は備わっていますが、実際の臨床場面で患者に応用することにまだ不慣れで、特に動作観察から問題点を抽出し、他の評価項目と統合して解釈することに課題が見られました。実習の初期には、静かでコミュニケーションを取るのが難しそうな場面も多く、質問や意見の表現に苦労していましたが、後半になるにつれてコミュニケーション能力が徐々に向上し、患者やスタッフと円滑に意思疎通を図れるようになりました。また、実習の終盤には自主的にトレーニングプランを提案する姿勢も見られ、成長が感じられました。今後も継続的な学習を通じて、臨床での知識応用力や評価能力を高めることが期待されます。

いうまでもなく、学生の特徴をしっかり捉えることは重要ですが、ChatGPTでは、このように文章を構成してくれます。文章作成が苦手な方は活用できると思います。

Column：Link with reality

人工知能を活用することで具体的にどの程度効率化される？

　ここまで、日常の臨床業務において有効と思われるChatGPTの活用方法を紹介してきましたが、ChatGPTなどの人工知能を活用することで、具体的にどの程度業務の効率化が図られるのでしょうか？　世界27カ国の働き手を対象に調査した「Global Workforce of the Future(2024年版)」において、AIによる業務効率向上についての結果が公開されました[*1]。

　調査によれば、AIを活用することで、働く人々は1日に平均して1時間を節約できていることが示されました。また、全体の約2割にあたる人々は、1日あたり最大2時間の時間削減に成功しているとのことです。さらに、AIの導入によって、約5%の労働者は1日3〜4時間も短縮できているという結果が出ています。このように時間を有効に活用することができれば、1人で通常の倍の仕事量をこなすことができる計算になります。積極的にChatGPTをはじめとするAIを活用していきたいですね。

[*1]　Adecco Group：Global Workforce of the Future(2024年版).
　　　https://www.adeccogroup.com/global-workforce-of-the-future-research-2024

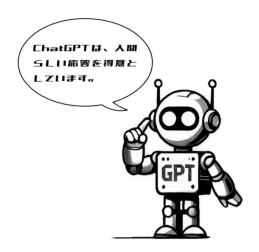

> 職場の後輩への指導に、ChatGPTはどのように使える？

第3章

新人教育への活用法

3.1 基本業務のプリセプター

　「Near Peer Teacher」という言葉をご存じですか？　これは、指導を受ける人にとって最も身近な指導者が誰であるか、を示す言葉です。つまり、「遠くにいる偉大なコーチ」よりも、「すぐ近くの上司」が重要な指導者になる、という考え方です。新人のセラピストがカルテの書き方や報告書の作成方法を学ぶとき、その指導者は誰でしょうか？　直属の上司や、年齢の近い先輩セラピストが担うことが多いと思います。このような少し年上の先輩を、「プリセプター」と呼びます。

　当然のことですが、指導者である若手セラピストもまた、通常業務を抱えています。そこに新人セラピストへの指導が加わるのですから、負担は増します。いつも忙しそうな先輩に新人セラピストが遠慮して、「質問しにくい」「聞きたくても聞けない」という状況が発生しているかもしれません。

　ChatGPTは、新人セラピストが抱える基本業務の疑問に関して、「第一選択のプリセプター」としての役割を果たすことができます。多くの疑問を新人セラピスト－ChatGPT間で解消することで、プリセプターへの負担軽減につなげることができます。また、ChatGPTに対しては、遠慮なくいくつでも質問できるので、新人セラピストもより効果的に学ぶことが期待できます。ここでは、ChatGPTを基本業務のプリセプターにする方法を考えてみたいと思います。

ChatGPTを基本業務のプリセプターにする

> - 添付した業務マニュアルを読み込み、それぞれの業務の具体的な行い方について、新人理学療法士が疑問をもった際に、明確かつ的確に答えてください。
> - 新人理学療法士が基本的な業務方法を効率的に学べるように、業務マニュアルに基づいた具体例や手順を提示し、必要に応じて追加の説明やアドバイスも提供してください。
> - プリセプターとして、新人が業務を正しく行えるように支援し、質問に対して迅速かつ的確な回答を行ってください。
> - 新人が問いかけるまで、回答を表示しないでください。
> - 最初は「何か業務についての質問はありますか？」と待機していてください。回答が終わったら「他に質問はありますか？」と続けてください。

　ここではChatGPTを用いて作成した架空の業務マニュアルを読み込ませています。そこには電子カルテの記載方法、情報提供書の記載方法、廃用症候群に係る評価表（以下、廃用書類）の記載方法について記載されています。それぞれの病院・施設でまとめられた業務マニュアルを読み込ませることで、当該病院・施設にフィットした内容を教示するプリセプターに近づきます。

　以下に出てくる「リハルテ」とは、架空の業務マニュアル内におけるカルテアプリケーションの名前です。

 何か業務についての質問はありますか？

電子カルテの初回評価記載方法について教えてください。

電子カルテ「リハルテ」の初回評価記載方法について説明します。

◆初回評価記載の手順
1．患者情報の入力
- 患者の氏名、年齢、性別、入院日、疾患名を記載します。
- 主治医の指示内容やリハビリの目標も記入してください。

2．身体機能評価
- 関節可動域、筋力、バランス、歩行能力などを測定し、評価結果を入力します。
- 評価ツールを使用して定量的なデータを記録し、客観性を保ちます。

3．日常生活動作（ADL）評価
- 患者の現状のADL能力を具体的に記載します。
- 「食事」「排泄」「移動」「着替え」などの具体的な活動を評価し、数値化して入力します。

◆記載の基本ルール
- 事実に基づき、曖昧な表現は避けて記載します。
- 治療方針、治療内容、観察結果、患者の反応、次回の計画を必ず含めます。
- 初診時の評価は患者到着後30分以内に入力するようにしてください。

この手順に従って記載を行えば、チーム内での情報共有がスムーズになり、患者の治療方針の決定や進行状況の把握が効率的に行えます。

他に質問はありますか？

　回答内容は、正確に架空の業務マニュアルに記載されたことを伝えてくれています。さらに、違う質問を投げかけてみましょう。

情報提供書の締切っていつでしたっけ？

情報提供書の締切は、退院・転院の2日前です。この時点で情報提供書の草案を作成し、主治医および他職種と内容を共有して、必要な修正を反映します。最終確認と必要な署名・捺印は退院・転院当日に行い、患者や転院先に必ず渡すようにします。

他に質問はありますか？

　この回答内容も、正確に架空の業務マニュアルに記載されたことを伝えてくれました。このように、新人セラピストの基本業務に対する疑問や質問に、ChatGPTが第一プリセプターとして答えてくれるのです。この機能を用いれば、人間のプリセプターは、新人セラピスト－ChatGPT間で解決できなかった疑問や問題点に対して回答すればよいので、業務効率化につながりますね。

Column：Link with reality

組織独自の情報に基づきChatGPTを活用するシステム

　基本業務プリセプターのように、組織独自の情報（例：業務マニュアル）に基づき、ChatGPTを活用するシステムを、実際に試用・運用し始めているところがあります。福井県越前市は、2023年5月に県内自治体で初めて業務に、対話型人工知能（AI）のチャットGPTを試用しています（福井新聞、2023/10/12）。庁内の職員利用では、市が定める各種計画や例規などの情報に基づいて質問に回答するシステムを、市専用のクラウド上で運用し、文書作成の補助、企画のアイデア出しなどに活用しているとのことです。

　試験活用の結果、業務時間の削減効果は、アンケート回答の平均値からなんと年間60時間分と算出されました。また、アンケートの回答では、上司らの詳しい職員に尋ねなくても、「いつでも何回でも気兼ねなく質問できる」との利点も挙げられており、やはりChatGPTを活用することで、疑問の消化不良を予防することができそうです。

Column

My GPT機能を使いこなそう！

　事前に長文やファイルを読み込ませたうえで、同じ指示内容（例：新人の疑問に答えてください）の入力に対して回答を生成してほしい場合、「1回1回ファイルとプロンプトを読み込ませてからスタートするのは面倒だし、エラーが生じそう」と思いませんか？　そこで活用していただきたいのが、My GPT機能です。これは有料版でのみ用いることのできる機能ですが、読み込ませるファイル、プロンプト内容を固定させた、オリジナルのGPTチャンネルを作成することができます。この機能を用いれば、新人セラピストが疑問を入力するところから開始できるようになります。以下の図は、筆者が架空の業務マニュアル、プロンプトを用いて作成したMy GPT「基本業務のプリセプター」です。

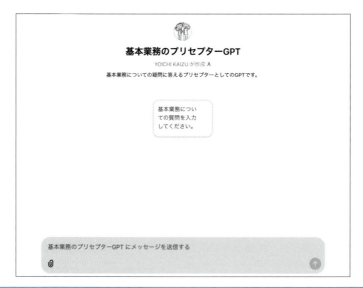

3.2 教材作成の自動化

　臨床現場で働いていると、患者さんの評価、介入、所属病院の委員会の仕事などが立て込んでしまい、新人教育における教材作成は緊急度が低いとみなされ、後回しになってしまいます。また、一度作った教材を最新の知見にフィットさせていくことや、教材を使って獲得した知識を試すためのミニテストなどを作ることにも負担が生じます。

　ChatGPTを用いれば、これらの教材作成に費やす時間やコストを大きく効率化できるかもしれません。ChatGPTを用いた教材作成について考えてみましょう。

1 ChatGPT×教材作成の自動化の活用①：教材コンテンツの自動生成

> \# 設定：
> - あなたはプロの理学療法士です。
>
> \# 依頼内容：
> - 「変形性膝関節症患者に対する理学療法評価」のポイントについて、以下の項目を含む資料を作成してください。
> 1. 変形性膝関節症の主な症状とその進行段階
> 2. 患者の初期評価で考慮すべき重要な因子
> 3. 理学療法士が評価すべき具体的な身体的特徴（例：筋力、可動域、歩行パターン）
> 4. 評価結果に基づく治療計画の立案方法

5.具体的に理解しておいたほうがよい評価指標と参考となる基準値

前提条件：
• この資料は、新人理学療法士向けの教材として使いますので、わかりやすく、具体的な例を挙げて説明してください。

注意点：
• わかりやすい日本語でお願いします。

出力条件：
• 文章は「です・ます調」ではなく「だ・である調」でお願いします。

変形性膝関節症患者に対する理学療法評価のポイント

1. 変形性膝関節症の主な症状とその進行段階

変形性膝関節症（膝OA）は、膝関節の軟骨が摩耗し、関節内の炎症や変形を引き起こす慢性疾患である。以下に、膝OAの主な症状とその進行段階を示す。

• **初期段階**：主に運動後や長時間の立位後に膝に軽い痛みや違和感を感じる。関節の硬さやこわばりが朝に強く、短時間の休息で改善することが多い。
• **中期段階**：痛みが持続的になり、膝の可動域が制限される。特に歩行や階段昇降で痛みが強まり、関節の腫れや熱感が生じることがある。患者は日常生活の動作に困難を感じ始める。
• **末期段階**：強い痛みが常に感じられ、安静時でも消えない。関節の変形が顕著になり、膝の不安定感が増し、可動域の大幅な制限が起こる。この段階では、杖や歩行器が必要になる場合が多い。

2. 患者の初期評価で考慮すべき重要な因子

初期評価においては、以下の因子を考慮することが重要である。

- **既往歴**：過去の膝の怪我や手術歴、他の関節疾患の有無を確認する。また、肥満や特定の職業歴（立ち仕事や膝に負担をかける作業）もリスク因子として評価する。
- **痛みの評価**：痛みの場所、強度、発生状況を詳しく聴取する。患者が日常生活でどのような場面で痛みを感じるか、痛みが悪化する動作や体勢を確認する。
- **生活の質**：膝の痛みや可動域制限が、患者の日常生活や活動レベルにどの程度影響を与えているかを評価する。これには、歩行能力、階段昇降の難易度、長時間の座位からの立ち上がりの困難さなどが含まれる。

3. 理学療法士が評価すべき具体的な身体的特徴

膝OA患者の評価において、理学療法士が特に注目すべき身体的特徴は以下の通りである。

- **筋力**：特に大腿四頭筋の筋力が重要である。筋力低下は膝関節の安定性を低下させ、症状の悪化を引き起こす。徒手筋力テスト（MMT）やダイナモメーターを用いて評価する。
- **関節可動域**：膝関節の屈曲および伸展の可動域をゴニオメーターで測定し、正常範囲との比較を行う。特に伸展制限がある場合は、歩行や立ち上がりに影響を与える。
- **歩行パターン**：患者の歩行を観察し、歩行周期の異常や体重移動の不均衡を評価する。痛みを避けるための代償動作や、膝の不安定感に対する適応が見られるかを確認する。
- **腫れや炎症**：膝関節周囲の腫れ、熱感、関節水腫の有無を確認する。膝蓋骨の浮動テスト（バルローテスト）を使用して関節液の貯留を評価することが有効である。

4. 評価結果に基づく治療計画の立案方法

評価結果を基に、以下の要素を考慮して治療計画を立案する。

- **痛みの管理**：物理療法（温熱療法、冷却療法、電気療法）を活用し、痛みの軽減を図る。初期段階では、痛みを抑えながら筋力強化や関節可動域の改

善を目指す。

- **筋力強化**：大腿四頭筋を中心に、膝関節周囲の筋力を強化するエクササイズを取り入れる。漸進的に負荷を増やし、筋持久力の向上も目指す。
- **可動域の改善**：可動域制限に対しては、ストレッチングや関節モビリゼーションを用いる。また、筋肉の柔軟性向上や筋膜リリースも取り入れるとよい。
- **日常生活動作の改善**：患者が日常的に行う動作（例：立ち上がり、歩行、階段昇降）を改善するためのトレーニングを行う。特に、膝への負担を軽減する方法や代償動作の修正を指導する。

5. 具体的に理解しておいたほうがよい評価指標と参考となる基準値

新人理学療法士が理解しておくべき主要な評価指標と、その参考となる基準値を以下に示す。

- **関節可動域（ROM）**：膝の屈曲角度は正常で130〜140度が目安であるが、膝OA患者ではこの範囲が狭まることが多い。伸展角度は0度が正常だが、膝OAでは10度以上の伸展制限が見られる場合がある。
- **徒手筋力テスト（MMT）**：大腿四頭筋の筋力は、通常5段階評価で4〜5が正常とされる。膝OA患者では筋力低下により3〜4程度になることが多い。
- **痛みの評価（VAS/NRSスケール）**：VASスケールでは、0〜10の範囲で痛みの強さを評価し、日常生活に支障をきたすレベルは4以上とされる。NRSスケールでも同様に、7以上で重度の痛みと評価される。
- **タイムドアップアンドゴーテスト（TUG）**：TUGテストでは、10秒未満が正常範囲とされる。膝OA患者では15秒以上かかることが多く、転倒リスクの指標にもなる。
- **膝蓋跳動テスト**：関節液の貯留を評価する際に使用され、陽性反応は関節内の水腫を示す。

　ほんの少しの入力（プロンプト）で、ここまで記述してくれるのは驚きですよね。ただ、ここで終わらないのがChatGPTの素晴らしいところです。以上を読んで、2つ気になったところが出てきました。

- 「1. 変形性膝関節症の主な症状とその進行段階変形性膝関節症の主な症状とその進行段階」→レントゲン上の分類（Kellgren-Laurence分類）の理解が重要だな。
- 「5. 具体的に理解しておいたほうがよい評価指標と参考となる基準』→「WOMAC score」「30秒立ち上がりテスト」の理解も重要だな。

　ChatGPTの強みの1つは、最初の提案を洗練、強化していくことが容易に、しかも短時間にできるという点です。以上の要素を盛り込むように、指示を出してみましょう。

> ありがとうございました。
> 以下2点気になったところがありましたので、修正をお願いします。
>
> - "1. 変形性膝関節症の主な症状とその進行段階"については、Kellgren-Laurence分類と関連づけた理解が重要だと思いますので、そちらの情報も追加したうえで修正をお願いします。
> - "5. 具体的に理解しておいたほうがよい評価指標と参考となる基準値"では、"WOMAC score"と"30秒立ち上がりテスト"も重要だと思いますので、そちらの情報も追加した上で修正をお願いします。

　以下の回答は、「1」「5」の部分の抜粋です。

 1. 変形性膝関節症の主な症状とその進行段階
変形性膝関節症（膝OA）は、膝関節の軟骨が摩耗し、関節内の炎症や変形を引き起こす疾患である。膝OAの進行は、Kellgren-Laurence（KL）分類によってグレード0から4までの5段階で評価され、これに基づいて症状や進行度が決まる。

- **グレード0(正常)**：放射線検査で異常が見られない状態で、症状もほとんどない。
- **グレード1(疑い)**：関節裂隙のわずかな狭小化や、骨棘形成の可能性が示唆される段階。臨床的には軽度の痛みや違和感が生じることがあるが、症状は不明瞭である。
- **グレード2(軽度)**：骨棘が明確に認められ、関節裂隙の狭小化が始まる段階。患者は運動後や長時間の立位後に膝に軽度の痛みや違和感を感じることが多い。関節のこわばりが朝に特に感じられるが、短時間の休息で緩和される。
- **グレード3(中等度)**：関節裂隙の明らかな狭小化、複数の骨棘形成、軟骨下骨の硬化が認められる。痛みが持続的になり、歩行や階段昇降時に痛みが増し、関節の腫れや熱感を伴うことがある。日常生活の動作に支障をきたすことが多くなる。
- **グレード4(重度)**：関節裂隙がほとんど消失し、重度の骨棘形成や軟骨下骨の明確な変形が認められる段階。強い痛みが常に感じられ、安静時でも痛みが残る。関節の変形が明らかで、膝の不安定感が増し、可動域は大幅に制限される。歩行器や杖が必要になることが多い。

5. 具体的に理解しておいたほうがよい評価指標と参考となる基準値

新人理学療法士が理解しておくべき主要な評価指標と、その参考となる基準値を以下に示す。

- **関節可動域 (ROM)**：膝の屈曲角度は正常で130〜140度が目安であるが、膝OA患者ではこの範囲が狭まることが多い。伸展角度は0度が正常であるが、膝OAでは10度以上の伸展制限が見られることがある。
- **徒手筋力テスト (MMT)**：大腿四頭筋の筋力は通常5段階評価で4〜5が正常とされる。膝OA患者では筋力低下により3〜4程度になることが多い。
- **痛みの評価 (VAS/NRSスケール)**：VASスケールでは0〜10の範囲で痛みの強さを評価し、日常生活に支障をきたすレベルは4以上とされる。NRSスケールでも同様に、7以上で重度の痛みと評価される。
- **タイムドアップアンドゴーテスト (TUG)**：TUGテストでは10秒未満が正常範囲とされるが、膝OA患者では15秒以上かかることが多く、転倒リスクの指標にもなる。

- **膝蓋跳動テスト**：関節液の貯留を評価する際に使用され、陽性反応は関節内の水腫を示す。
- **WOMACスコア**：Western Ontario and McMaster Universities Arthritis Index(WOMAC)は、膝OA患者の痛み、関節硬直、身体機能に関する質問票である。スコアは0（最良）から96（最悪）までの範囲で、スコアが高いほど機能障害が大きいことを示す。
- **30秒立ち上がりテスト**：このテストでは、30秒間で椅子から何回立ち上がることができるかを測定する。平均的な健康な成人では15〜20回程度が正常範囲とされるが、膝OA患者ではこれが10回未満になることが多い。

　最初のChatGPTからの提案を見て、「ここはこうかな」「ここは入れておきたいな」という要素を、何回もキャッチボールすることで、理想の教材作成が可能になります。しかも、要素を箇条書きで伝えるだけで文章に、整理された教材にしてくれるのです。これまで時間のかかっていた教材作成に、ぜひChatGPTを活用してみましょう。

2 ChatGPT×教材作成の自動化の活用②：学習クイズの自動作成

　まず、学習クイズを作りたい資料を読み込ませます。ここではまず、ガイドラインのPDFを読み込ませました。なお、PDFの読み込み、Wordの出力は、ChatGPTの有料版でのみ利用可能です。

> 添付した変形性膝関節症の理学療法ガイドラインの内容を覚えてください。覚えたら「はい」と答えてください。

 はい。

設定：

- あなたはプロの理学療法士です。

依頼内容：

- 「変形性膝関節症患者の理学療法」に関するクイズを作成してください。
- クイズは10問
- 選択肢形式で、各問題には4つの選択肢を含めてください。
- 問題内容は先ほど覚えた理学療法ガイドラインの中から出題してください。
- 一問ずつ問題を出してください。私が答えるまで次の問題を表示しないでください。
- 採点は10問すべての回答が終わった時点で示してください。
- 結果を100点満点で採点し、80点以上を合格としてください。
- 結果のサマリーを各問題（問題文章をそのまま記載）、各問題の回答者の答え、採点結果、合否、全体のコメントを含めてWordファイルとして作成し、出力してください。

前提条件：

- クイズを受ける者は新人理学療法士です。

注意点：

- わかりやすい日本語でお願いします。

第1問

変形性膝関節症（KOA）の患者に対する理学療法において、軽症（K-L分類1または2）の患者に推奨される理学療法の内容はどれですか？

1. 安静と痛み止めの使用
2. 大腿四頭筋筋力強化運動と関節可動域練習

3. 電気刺激療法とマッサージ
4. 完全な運動制限と装具の使用

選択肢から1つを選んでください。

と、このような形式で、10問のクイズが続いていきます。すべての回答が終わると、以下のようにChatGPTが返答してきました。

 採点結果
得点：10問中10問正解
結果：合格（100点）

全体のコメント
非常によい成績です！あなたは変形性膝関節症の理学療法に関する知識がしっかりと身についていることがわかります。今後の臨床でもこの知識を活かして、患者さんに最適な治療を提供してください。

これらの内容を含めた結果のサマリーをWordファイルとして出力します。

　このような学習クイズは、新人教育におけるOJT（on the job training）前の知識確認段階で、効果的に用いることができそうですね。例えば、「このクイズで80点とれたら、実際の患者さんのOJTに移行してみよう。自分でクイズに取り組んでもらって、80点以上取れたらワード出力を印刷して持ってきて」とすると、先輩の業務量はかなり軽減されそうです。
　またクイズは、ChatGPTに学習させる知識の種類を変えることであらゆる領域に応用が可能です。設問数や回答方式（選択式or記述式）、問題の難易度も調整できます。

Column: Link with reality

ChatGPTの問題作成能力は？ また効率化の効果は？

　2023年にChatGPTによって作成された医学部卒業試験用の多肢選択問題（MCQ）の質の調査が行われました[*1]。この研究では、2つの標準的な医学教科書を参考にしたChatGPTによって作成された問題と、2人の大学教授が同じ医学教科書を用いて作成した問題の質を比較し、またそれにかかった時間量の違いも比較されました。その結果、ChatGPTによって作成された問題の質は、ほとんど人間によって作成された問題と違いがありませんでした。さらに、ChatGPTが50問の問題を作成するのに要した時間の合計は20分25秒であったのに対し、人間の試験官2人が50問の問題を作成するのに要した時間の合計は211分33秒と、その効率性には大きな違いがありました。学習された知識の定着度合いを試すクイズ（試験、問題）作成に、ChatGPTを活用することで多くの時間を効率化することができそうですね！

*1　Cheung b, Hung h, et al: ChatGPT versus human in generating medical graduate exam multiple choice questions—A multinational prospective study（Hong Kong SAR, Singapore, Ireland, and the United Kingdom）. PloS one 2023: e0290691. https://doi.org/10.1371/journal.pone.0290691

3.3 模擬患者を用いたケーススタディのサポート

　新人教育において、模擬患者を用いたケーススタディを行うことがあります。ケーススタディには、模擬患者の情報から評価方法や治療方法をディスカッションしたり、その模擬患者を先輩セラピストが演じ、新人が評価や治療技術の練習や試験（Objective Structured Clinical Examination：OSCE）をすることなどが含まれます。この際、マンネリ化しないよう、毎回違う模擬患者を設定したほうがよいのですが、これらの情報や評価や治療のシナリオを考えることは、とても大きな労力を要します。

　しかし、ChatGPTを用いれば、異なる模擬患者の情報を瞬時に作成することができ、その模擬患者の情報から評価や治療のシナリオを作ることも簡単です。ここでは、ChatGPTを用いた模擬患者のケーススタディについて考えます。

❶ ChatGPT×模擬患者を用いたケーススタディのサポート①：リアルな模擬患者作成

> あなたはプロの理学療法士です。
> 以下のstepを実行し、模擬患者案を5つ作ってください。
>
> # Step1：疾患種別の確認
> ユーザに「模擬患者の疾患種別を入力してください」と確認してください。
>
> # Step2：発症、あるいは手術からの時期の選択

ユーザに「模擬患者の発症、あるいは手術からの期間を選択してください」と確認したうえで、以下の選択肢を提示してください。

1. 30日未満
2. 30日〜90日
3. 90日〜180日
4. 180日以上

Step3：年代の選択
続いてユーザに「模擬患者の年代を選択してください」と確認したうえで、以下の選択肢を提示してください。

1. 60歳未満
2. 60歳〜74歳
3. 75歳〜90歳
4. 90歳以上

Step4：日常生活自立度の重症度は？
続いてユーザに「模擬患者の日常生活自立度の重症度を選択してください」と確認したうえで、以下の選択肢を提示してください。

1. 自立：FIM合計スコア≧100
2. 軽度：FIM合計スコア80〜99
3. 中等度：FIM合計スコア60〜79
4. 重度：FIM合計スコア＜60

出力条件
・わかりやすい日本語でお願いします。
・以下の模擬患者プロファイルを満たすように出力してください。

- 特に身体機能と動作能力は具体的な評価指標の具体的な評価結果を提示してください。

模擬患者プロファイル
<基本情報>
- 氏名：
- 年齢：
- 疾患名：
- 発症からの日数：
- 背景：（職歴、生活上の困難、本人のホープなどを含めてください）
- 現病歴：
- 既往歴：
- 家族歴：
- 発症前生活：
- 性格の特徴：
<身体機能>
- 認知機能：（HDS-R）
- 疼痛：（NRS）
- 関節可動域：（ROM）
- 筋力：（MMT）
<動作能力>
- バランス：（BBS、もしくはMini-BesTEST）
- 歩行能力：（10m歩行テスト、もしくはTUG）
- 日常生活動作能力：（具体的に困難な日常生活動作の種類や状況を記載。特に疾患特異性に起因する日常生活動作を記載）

　このプロンプトにおいては、ChatGPTがユーザと会話をしながら、模擬患者を作っていく設計になっています。模擬患者はそのつど、疾患を変えたり、年代を変えたり、発症からの期間を変えたりと、作成者の意図が異なってくると思い

ます。その意図をなるべく反映させたうえで、模擬患者を作成してもらえるようなプロンプトを設計しています。

　プロンプトのStepを増やしたり減らしたりすることで、活用する現場において最も適切なプロンプトを設計していくことが重要だと思います。では、ChatGPTとのやりとりをしてみます。

 まず、模擬患者の疾患種別を入力してください。

変形性膝関節症

 次に、模擬患者の発症、あるいは手術からの期間を選択してください。
以下の選択肢からお選びください。
1. 30日未満
2. 30日～90日
3. 90日～180日
4. 180日以上

2

 続いて、模擬患者の年代を選択してください。以下の選択肢からお選びください。
1. 60歳未満
2. 60歳～74歳
3. 75歳～90歳
4. 90歳以上

3

最後に、模擬患者の日常生活自立度の重症度を選択してください。以下の選択肢からお選びください。
1. 自立：FIM合計スコア≧100
2. 軽度：FIM合計スコア80〜99
3. 中等度：FIM合計スコア60〜79
4. 重度：FIM合計スコア＜60

 以下に、選択していただいた条件に基づいて、模擬患者のプロファイルを5つ作成しました。

模擬患者1
＜基本情報＞
- 氏名：田中 正雄
- 年齢：78歳
- 疾患名：変形性膝関節症
- 発症からの日数：60日
- 背景：元建設業で引退後は家庭菜園が趣味。膝の痛みで趣味が続けられず、外出を控えるようになる。家族との外出を楽しみにしている。
- 現病歴：60日前に膝痛を発症し、整形外科を受診。膝の変形と水腫が見られ、保存療法を続けている。
- 既往歴：高血圧、腰椎椎間板ヘルニア
- 家族歴：特記事項なし
- 発症前生活：自立していたが、長時間の歩行は困難だった。
- 性格の特徴：几帳面で負けず嫌い、リハビリには積極的。

＜身体機能＞
- 認知機能：HDS-R 27点（ほぼ正常）
- 疼痛：NRS 6（膝の前面部で持続的な痛み）
- 関節可動域：膝屈曲90度、伸展-10度

- 筋力：大腿四頭筋 MMT 3、ハムストリング MMT 3

＜動作能力＞
- バランス：BBS 40点（動的バランスに不安）
- 歩行能力：TUG 25秒（歩行速度が遅くバランス不良）
- 日常生活動作能力：階段昇降が特に困難。自宅の階段は手すりなしでは昇降できない。

Column：Link with reality

AIを用いてペルソナを作成した企業

「ペルソナ（Persona）」という言葉を聞いたことがありますか？ ペルソナにはさまざまな意味がありますが、その1つとして企業やマーケティング領域では、特定の商品やサービスのターゲットとなる顧客像を詳細に描き出した架空の人物像、をいいます。ペルソナは、ターゲット層をより具体的に理解し、彼らのニーズや行動パターンを把握するためのツールとして使われます。ChatGPTをはじめとするAIは、このような「架空の人物」を生成することが得意です。キリンホールディングスでは[*1]、新商品の開発において、生成AIを活用したAIペルソナの構築と導入を開始しているそうです。従来の新商品開発にはインタビュー調査に多くの時間を要していましたが、AIペルソナを活用することで、顧客情報の抽出を効率的に行い、商品開発期間の短縮を図っているそうです。今回示した模擬患者は、セラピストにとっての「ペルソナ」を生成する営みであり、生成AIの強みを生かした使い方だと思います。

＊1　キリンホールディングス：生成AIをキリンビールのマーケティングに実装する検証を開始．https://www.kirinholdings.com/jp/newsroom/release/2023/1219_02.html

ここでは5人の作成された模擬患者のうち、1人だけを記載しました。

　このように、ChatGPTとのやりとりをしながら模擬患者を作成していくことで、人間の作成者の意図から大きく外れない模擬患者を作成することができます。さらに、実際の作業としては4つの質問に答えるだけなので、数分で完成します。そして、実際に作成された田中正雄様は、現実にいてもおかしくない、リアルで新鮮な模擬患者情報を示してくれていると感じます。

　このプロンプトを用いれば、毎回異なる模擬患者情報を使って、新人とケーススタディを進めていくことができます。

2 ChatGPT×模擬患者を用いたケーススタディのサポート②：コミュニケーション練習ツール

Step1：模擬患者情報の入力
ユーザに「模擬患者情報を入力してください」と確認してください。

Step2：背景情報の問診
ユーザに「背景情報の問診をしてください」と確認してください。
ユーザに問診された内容を患者情報に基づいて、患者役として話し言葉で返答してください。
ユーザが「以上で問診を終わります」というまでやりとりを継続してください。

Step3：疼痛に関する情報収集
ユーザに「疼痛に関する情報収集をしてください」と確認してください。
ユーザに問診された内容を患者情報に基づいて、患者役として話し言葉で返答してください。
ユーザが「以上で疼痛評価を終わります」というまでやりとりを継続してください。

模擬患者情報を入力してください。
（患者情報の入力が完了したら、次のステップに進みます）

> 氏名：田中 正雄
> 年齢：78歳
> 疾患名：変形性膝関節症
> 発症からの日数：60日
> 背景：元建設業で引退後は家庭菜園が趣味。膝の痛みで趣味が続けられず、外出を控えるようになる。家族との外出を楽しみにしている。
> 現病歴：60日前に膝痛を発症し、整形外科を受診。膝の変形と水腫が見られ、保存療法を続けている。
> 既往歴：高血圧、腰椎椎間板ヘルニア
> 家族歴：特記事項なし
> 発症前生活：自立していたが、長時間の歩行は困難だった。
> 性格の特徴：几帳面で負けず嫌い、リハビリには積極的。
> 身体機能
> 認知機能：HDS-R 27点（ほぼ正常）
> 疼痛：NRS 6（膝の前面部で持続的な痛み）
> 関節可動域：膝屈曲90度、伸展 -10度
> 筋力：大腿四頭筋 MMT 3、ハムストリング MMT 3
> 動作能力
> バランス：BBS 40点（動的バランスに不安）
> 歩行能力：TUG 25秒（歩行速度が遅くバランス不良）
> 日常生活動作能力：階段昇降が特に困難。自宅の階段は手すりなしでは昇降できない。

 背景情報の問診をしてください。

問診内容に基づいて、患者である田中正雄として返答いたしますので、自由に質問を進めてください。問診が終わるまでやりとりを続けます。

今回痛くなる前には、どのような生活をなさっていましたか？

そうですね、元々は建設業をしていましたが、引退してからは家庭菜園を楽しんでいました。毎日庭に出て、野菜の世話をするのが日課で、近所の人におすそ分けするのが楽しみでした。体は自立して動けていましたが、長時間歩くのはちょっとしんどくなってきていましたね。家族と一緒に外出するのも好きで、特に孫と公園に行ったりするのが楽しみでした。

そうなんですね。一緒に住んでいらっしゃったご家族様はどなたですか？

家族は妻と二人で暮らしています。子どもたちはもう独立していて、近くに住んでいます。時々孫たちも遊びに来てくれるので、それが何よりの楽しみです。一緒に住んではいませんが、家族はしょっちゅう様子を見に来てくれるので心強いですね。

ありがとうございます。以上で問診を終わります。

ご問診ありがとうございました。それでは次のステップに進みます。
疼痛に関する情報収集をしてください。
質問内容に基づいて、患者役として返答いたしますので、自由に質問を進めてください。疼痛評価が終わるまでやりとりを続けます。

どこが痛みますか？

膝の前面、特に膝のお皿のあたりがずっと痛いです。動かすとさらに痛みが強くなって、じっとしていても鈍い痛みが続いています。両膝とも痛みますが、特に右膝がひどいです。

どのくらい痛みますか？　0が全然痛くない、10が最大の痛みだとするとどのくらいの強さの痛みですか？

痛みの強さは6くらいですね。歩いたり、立ち上がる時に特に強く感じます。じっとしている時も痛みが完全に消えることはなくて、常に重たい感じで痛んでいます。

わかりました。何をしている時が痛みますか？

歩いたり、立ち上がったり、階段を昇り降りする時が一番痛いです。特に階段は片足ずつじゃないと登れないし、降りる時は怖いくらい痛いですね。長時間座った後に立ち上がる時も、膝がガクッとなって痛みが走ります。立っている時はもちろん、寝返りを打つ時なんかも痛みます。

そうなのですね。ありがとうございました。以上で疼痛評価を終わります。

Column

ChatGPTの音声会話機能を使いこなそう！

　本項で示したような、コミュニケーションの練習ツールを想定した場合、やはり音声会話としてやりとりできることが望ましいですよね。そこで活用していただきたいのが、音声会話機能です。これはアプリ版でのみ用いることのできる機能ですが、音声会話ボタンを押すと、会話としてのやりとりでChatGPTの機能を活用できます。この機能を用いれば、自然会話に近い状態でコミュニケーションや問診の練習をすることが可能となります。さまざまな声の設定もできるので、使ってみると楽しいですよ！

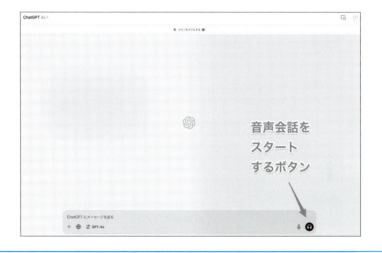

Column: Link with reality

推奨されるケースシナリオの作成

　最近の医学教育と研究におけるChatGPTの活用に関するレビュー論文において、今回示したような「ケースシナリオの作成」が推奨されています。具体的には、以下のように述べられています。「医学生は、ChatGPTを使ってケーススタディやシナリオを作成することで、診断や治療計画のスキルを磨き、向上させることができます。これは、実際の臨床現場で起こりうる状況に備えるだけでなく、臨床思考への適性を養ううえでも役立ちます」[*1]。ChatGPTをうまく活用し、効率的に新鮮なケーススタディ、ケースシナリオを作成してみましょう。

*1　Jeyaraman, Madhan, et al: ChatGPT in medical education and research: a boon or a bane?. Cureus 2023; 15(8): e44316. https://doi.org/10.7759/cureus.44316

3.4	新人セラピストへの フィードバック支援

新人教育において難しい領域の1つに、「フィードバック」があります。多くの先輩セラピストは、それぞれの療法についての授業は養成校で受けていますが、後輩への指導方法については習ったことがないと思います。

しかし、臨床現場では効果的な後輩への指導方法が求められます。よかった点のフィードバック（ポジティブフィードバック）、改善点のフィードバック（ネガティブフィードバック）、行動変容に向けた声かけ、ストレス管理やメンタルサポートへの配慮など、決して容易ではない仕事です。直感的に行ってしまうと、感情的に怒りをぶつけるだけのフィードバックになるなど、新人セラピストに大きなストレスを与えてしまうことにもなりかねません。そこで、ChatGPTを用いて新人セラピストに対して効果的なフィードバックを与える支援をしてもらいましょう。

第3章 新人教育への活用法

❶ ChatGPT×新人セラピストへのフィードバック支援①：フィードバックガイドラインの作成

設定：
• あなたはプロの心理学者であり、理学療法士です。

依頼内容：
• 新人セラピストへのフィードバックにおけるポイントを教えてください。
• 以下の4つの視点についてポイントを教えてください。

> # 4つの視点
> - ポジティブフィードバック
> - ネガティブフィードバック
> - 行動変容のためのフィードバック
> - ストレス管理とメンタルサポートへの配慮
>
> # 前提条件：
> - 聞き手は、臨床現場で働く新人セラピストへの指導者です。
>
> # 注意点：
> - わかりやすい日本語でお願いします。
>
> # 出力条件：
> - それぞれの視点について、10個ずつ教えてください。

 新人セラピストへのフィードバックにおける4つの視点について、それぞれのポイントを以下に示します。指導者として効果的なフィードバックを行うために、これらの視点を参考にしてください。

◆ ポジティブフィードバック
1. 具体的な行動を褒める：曖昧な褒め言葉ではなく、どの行動がよかったのかを明確に伝える。
2. 努力を評価する：結果だけでなく、プロセスや努力を認めることで、モチベーションを高める。
3. 成長の過程に注目する：完璧である必要はない。少しでも進歩が見られたらそれを評価する。
4. 非言語的なサポート：笑顔やうなずきといった非言語的な要素もポジティブなフィードバックの一部として活用する。
5. タイミングを大切にする：フィードバックは適切なタイミングで行う。遅れると効果が薄れる。

6. 周囲に共有する：本人だけでなく、チーム内でもよい取り組みを共有し、チーム全体のモチベーションを高める。

7. 「〜できたね」を活用する：「うまくできたね」など、具体的に成果を強調する表現を使う。

8. 信頼感を育む：ポジティブフィードバックを通して、指導者との信頼関係を構築する。

9. フィードバックの頻度を保つ：ポジティブなフィードバックは頻繁に行うことで習慣化させる。

10. 次のステップを提示する：褒めた後に次の目標を軽く示すことで、継続的な成長を促す。

◆ ネガティブフィードバック

1. 具体的に伝える：どこが問題であるのか、具体的な行動や状況を明確に示す。

2. 行動に焦点を当てる：人格ではなく、行動や結果について話すことで、個人攻撃に感じさせない。

3. 改善策を提示する：批判だけで終わらせず、どう改善すべきかを一緒に考える。

4. タイミングを考慮する：感情的になっている時や忙しい時は避け、落ち着いた状況で行う。

5. 共感を示す：「わかる」「自分も経験した」などの言葉で、理解していることを示す。

6. プライベートで行う：他者の前で行うと恥をかかせてしまうため、フィードバックは個別に行う。

7. 適切な言葉選び：厳しすぎない表現で、相手が受け入れやすい言葉を選ぶ。

8. 理由を説明する：なぜその行動が問題なのか、背景や影響も含めて説明する。

9. フィードバックの一貫性：同じ状況では同じようにフィードバックすることで、一貫性を持たせる。

10. 聞き手の反応を確認する：相手の反応を確認しながら進め、理解できているか確認する。

◆ 行動変容のためのフィードバック

1. 小さな目標設定：一度に多くのことを求めず、小さな変化から始める目標を設定する。

2. 具体的な行動提案：抽象的なアドバイスではなく、実行可能な具体的な行動を提案する。

3. 段階的なフィードバック：少しの改善が見られたら、その都度フィードバックし、段階的に指導する。

4. 行動の理由を説明する：なぜその行動が求められるのかを理解させることで、納得感を得る。

5. 実行可能性を重視：無理のない範囲で行動変容を促す。負担になりすぎないことが大切。

6. フィードバックを繰り返す：一度で終わらせず、繰り返しフィードバックして行動を定着させる。

7. 失敗を許容する環境を作る：失敗しても学びの機会として捉え、安心して取り組めるようにする。

8. 進捗を見える化する：進歩が見えやすいように記録や目標を可視化する方法を取り入れる。

9. 褒めと改善点のバランス：ポジティブとネガティブなフィードバックのバランスを保つ。

10. 振り返りの時間を設ける：定期的に振り返りの時間を設け、行動変容の成果を確認する。

◆ ストレス管理とメンタルサポートへの配慮

1. 共感を示す：ストレスや困難に対して理解を示し、感情に寄り添う姿勢を見せる。

2. メンタルヘルスの重要性を伝える：セラピスト自身のメンタルケアが大切であることを常に意識させる。

3. 休息の重要性を強調：仕事に追われがちな新人に、休息の大切さを具体的に伝える。

4. ストレスのサインに気づく訓練：自身のストレスサインに気づく方法を学ばせる。

5. オープンなコミュニケーション：悩みやストレスを自由に話せる環境を整

える。
6. ストレス管理法の提案：呼吸法やマインドフルネスなど、具体的なストレス管理法を紹介する。
7. サポート体制の明確化：困った時に相談できる人やリソースを明確にする。
8. 自己肯定感を高める支援：自己評価が低くならないよう、自己肯定感を高めるサポートを行う。
9. 適切なフィードバックの重要性：過度な批判がストレスになることを理解し、フィードバックの方法に配慮する。
10. プライベートの充実を奨励：仕事だけでなくプライベートの充実がメンタルに与える影響についても指導する。

　このように、ChatGPTに対して新人セラピストへのフィードバックの際に考慮してほしい領域を指定するだけで、具体的にどのような点に注意しながらフィードバックを行ったほうがよいか、そのポイントを示してくれます。このポイントを、指導者となる先輩セラピストが事前に学習しておくことで、新人セラピストに対して、効果的なフィードバックを行うことにつながるでしょう。

　ChatGPTを用いれば、「その領域には門外漢だけれども、現場ではその能力が求められている」部分を強力にサポートしてくれます。こういう領域にこそ、ChatGPTを生かしていけるとよいですね。

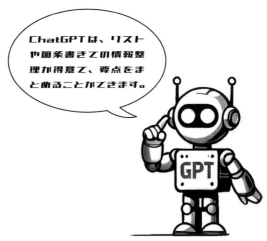

2 ChatGPT×新人セラピストへのフィードバック支援②： 実際のフィードバックシナリオの作成

あなたはプロの理学療法士です。
以下のStepを実行し、新人セラピストへの口頭でのフィードバック例を作ってください。

Step1：ポジティブな点の確認
ユーザに「新人セラピストのよかった点を教えてください」と確認してください。

Step2：ネガティブな点（改善点）の確認
ユーザに「新人セラピストのネガティブな点（改善点）」と確認してください。

Step3：性格個別性の選択
続いてユーザに「新人セラピストの性格の特徴を教えてください。特に、①内向的 vs 外向的、②慎重派 vs 挑戦派、③感情表現豊か vs 感情表現控えめ、④自己主張強め vs 協調性重視などの要素を教えてください」と確認してください。

出力条件
- ユーザへの確認は、1つ1つのStepずつ行い、一気に全部聞かないでください。
- わかりやすい日本語でお願いします。
- 以下の｛フィードバックマニュアル｝を満たすように出力してください。

フィードバックマニュアル

なお、フィードバックに際して確認したほうがよい「性格個別性」については、事前にChatGPTに確認し、この4つが重要であると示されたので、プロンプトに反映しています。最後の「# フィードバックマニュアル」には、先ほど作成したフィードバックマニュアルを貼り付けました。

まずは、**Step1**として、新人セラピストのよかった点を教えてください。具体的な行動や取り組みについて教えていただけると、フィードバックがしやすくなります。

> 患者さんに対してていねいに自己紹介できていた点。患者さんの話の聞き方が共感的でよかった。

新人セラピストのよかった点、ありがとうございます！では次に、**Step2**として、新人セラピストのネガティブな点や改善が必要だと感じた点を教えてください。具体的な行動や状況について教えていただけると助かります。

> 筋力トレーニングにおいて、患者さんに加える徒手抵抗の強さが弱かった。また、介入を行う前の介入目的の説明ができていなかった（具体的には筋力トレーニングを行うことで、患者さんの生活のどの部分に好影響を及ぼせそうなのかが不明だった）。

ネガティブな点や改善点について教えていただき、ありがとうございます。次に、Step3として、新人セラピストの性格の特徴を教えてください。特に、①内向的 vs 外向的、②慎重派 vs 挑戦派、③感情表現豊か vs 感情表現控えめ、④自己主張強め vs 協調性重視、などの要素についてお知らせいただけると、フィードバックを個別に合わせて行いやすくなります。

①内向的、②慎重派、③感情表現控えめ、④協調性重視です。

ありがとうございます！いただいた情報をもとに、新人セラピストへのフィードバックの例を作成しました。

ポジティブフィードバック：

「〇〇さん、まずは素晴らしい点についてお伝えしますね。患者さんへの丁寧な自己紹介、とてもよかったです。初対面でのコミュニケーションは信頼関係の構築において重要なので、その部分をしっかり意識している姿勢が見られました。また、患者さんの話を共感的に聞く姿勢も素晴らしいです。相手に寄り添う聞き方ができるのは、信頼感を高める大切なスキルです。〇〇さんの慎重な性格も相まって、相手を大切にする姿勢がしっかり伝わっていますね。」

ネガティブフィードバックと改善策：

「一方で、筋力トレーニング時の徒手抵抗の強さについてですが、少し弱かったかもしれません。患者さんに適切な負荷をかけることで、効果的なリハビリが進むので、もう少し強めにしてもよいと思います。慎重派の〇〇さんだからこそ、患者さんの反応を見ながら、少しずつ力加減を調整してみるとよいですね。具体的な方法については一緒に練習していきましょう。」

「また、介入の目的説明についても、少し意識してみましょう。〇〇さんは協調性を大切にされるので、患者さんにもその説明を加えることで、患者さん自身が治療の目的を理解しやすくなり、前向きにトレーニングに取り組めるようになります。例えば、筋力トレーニングがどのように患者さんの生活の改善に役立つかを具体的に伝えるだけでも、患者さんのモチベーションが上がると思いますよ。」

次のステップ：

「〇〇さんの丁寧な対応と共感的な姿勢はとても素晴らしいので、それを維持しつつ、少しずつ徒手抵抗の加え方や説明の部分も一緒に改善していきましょうね。練習を重ねれば必ず身につくので、焦らず取り組んでください。引き続き、サポートしていきますので、安心してくださいね。」

新人セラピストのよかった点や、これから改善が必要な点を、相手の性格特性を加味しながら、うまくフィードバックのセリフに生かせていると感じませんか？　この文章のままだと違和感がある部分に関しては、微調整を加えたうえで、実際のフィードバックを行えるといいですね。

　このように、新人セラピストへのフィードバック前にChatGPTのフィードバックマニュアルを通した具体例を見ておくことで、感情的なフィードバック、ポジティブやネガティブだけに偏ったフィードバックを避けることができ、効果的なフィードバックにつながります。

Column：Link with reality

ChatGPTは共感力がとても高い

　「そうは言っても、ChatGPTは結局のところ機械であって、人の心に寄り添ったり、人の心を考慮した返答、フィードバックはできないんじゃない？」、と思われる方もおられるでしょう。最近の研究によれば、患者さんの質問に対するChatGPTを用いたチャットボットの応答は、実際の医師の応答よりも、「非常に良質」または「良質」な回答率が3.6倍高く、「非常に共感的」または「共感的」な回答率が9.8倍高かったことが示されました[1]。人がどんな回答を好むか、不快に思うことは何か、人間界では何が常識で正しいのかといった要素を人工知能が習得することを、「アラインメント」と呼びます。ChatGPTの専門書によれば、旧来のAIと比べてChatGPTでは、このアラインメント力が飛び抜けているといわれています[2]。とはいえそのアラインメント力は、学習したデータをもとに適切と思われる言葉を生成しているだけで、本当の感情や共感ではありません。それでも、アラインメントによりChatGPTは、感情やニュアンスを汲み取るかのように適切な返答を行うことができるため、人間に寄り添う力が非常に強くなっているということです。ChatGPTのアラインメント力を生かして、効果的に新人セラピストへのフィードバックをしていきたいですね。

＊1　Ayers JW, et al: Comparing physician and artificial intelligence chatbot responses to patient questions posted to a public social media forum." JAMA internal medicine 2023; 183(6): 589-596. https://doi.org/10.1001/jamainternmed.2023.1838
＊2　野口竜司：ChatGPT時代の文系AI人材になる．東洋経済新報社．2023, p.93.

第3章　新人教育への活用法

3.5 スキルアップ支援

　新人教育において最も重要だと感じられることは、「自ら勉強し、自ら成長する方法論を確立すること」です。入職当初は、先輩セラピストが手とり足とり、基本業務、臨床業務のことを教えてくれますが、半年も経てば、あとは新人セラピスト自身が患者さんと1対1で向き合うなかで、自分自身の知識の限界を知り、不足する部分を補うように自己学習をして成長していくという、自己成長ループを築いていくしかありません。

　しかし現実としては、多くの新人セラピストは、次第に学習量や自己研鑽量を減らしていってしまいます。働き始めて初期の頃から自己成長ループを築くことができなかったことが原因の1つと思われますが、ChatGPTはこの部分に対してどのような支援ができるでしょうか？　新人教育におけるスキルアップへのChatGPTの活用について考えてみましょう。

1 ChatGPT×スキルアップ支援①： 1日の業務終了後のセルフリフレクション

設定：
・あなたは臨床現場で働く理学療法士です。

依頼内容：
・以下のセルフリフレクションの質問リストをユーザに質問してください。
・質問し終えたら、特にユーザが成長できた部分と改善が

必要な部分をフィードバックしてください。

セルフリフレクションの質問リスト
 1. 今日行った治療でうまくいったことは何ですか？成功した理由は何だったのでしょうか？
 2. 今日の治療でうまくいかなかったことは何ですか？その原因は何だったと考えますか？改善するためにできることは何でしょう？
 3. 患者さんの反応やフィードバックはどうでしたか？その反応から何を学べましたか？
 4. 今日のコミュニケーションでよかった点は何ですか？逆に、もっと工夫すべき点は何だったでしょうか？
 5. 本日の治療プランは計画通りに実施できましたか？計画と異なった場合、その理由は何ですか？次回どう工夫しますか？
 6. 知識や技術の不足を感じた場面はありましたか？その知識や技術を学ぶために何をしますか？
 7. チームメンバーとの連携やサポートはうまくいきましたか？改善できる点がある場合、どのようにすればよいですか？
 8. 今日の業務全体を通して、最も成長を感じたことは何ですか？その成長を明日以降も活かすためにはどうすればよいですか？
 9. 自己管理（体調やメンタル）の面で課題はありましたか？明日に向けてどのようにリカバリーしますか？
10. 明日以降に向けての課題や目標は何ですか？その目標を達成するための具体的な行動計画を考えてみましょう。

前提条件：
• セルフリフレクションするのは、主に新人セラピストです。

注意点：

第3章 新人教育への活用法

- わかりやすい日本語でお願いします。

出力条件
- ユーザへの質問は、1つずつ行い、一気に全部聞かないでください。

なお、「セルフリフレクションの質問リスト」の10項目は、ChatGPTに事前に質問することで示されたものを使っています。

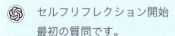
セルフリフレクション開始
最初の質問です。

1. 今日行った治療でうまくいったことは何ですか？
成功した理由は何だったのでしょうか？あなたの経験を教えてください。

変形性膝関節症患者さんの疼痛評価と患者さんへの説明を、具体的な評価結果に基づいてしっかりとできたことです。

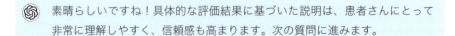
素晴らしいですね！具体的な評価結果に基づいた説明は、患者さんにとって非常に理解しやすく、信頼感も高まります。次の質問に進みます。

2. 今日の治療でうまくいかなかったことは何ですか？
その原因は何だったと考えますか？改善するためにできることは何でしょう？

易怒的な患者さんとのコミュニケーションにおいて、つい対抗するようなコミュニケーションをとってしまい、結果的にラポールを築くことができなかった。

易怒的な患者さんとのコミュニケーションは難しいですよね。つい感情的になってしまうこともあるかと思います。次に進みます。

3. 患者さんの反応やフィードバックはどうでしたか？
その反応から何を学べましたか？

> 怒っている相手に対して、セラピスト側が怒ってしまうとお互いが感情的になってしまい、合意が得られることはないということです。まずは、傾聴的な姿勢が重要であると感じました。

 素晴らしい気づきです。相手の感情を受け止めることで、信頼関係の構築につながりますね。それでは次の質問に進みます。

4. 今日のコミュニケーションでよかった点は何ですか？
逆に、もっと工夫すべき点は何だったでしょうか？

> コミュニケーションでよかった点は、患者さんの身体機能の改善した点を具体的に伝えることができた点です。患者さんも喜んでいました。

 よかったですね！具体的に改善点を伝えることで、患者さんのモチベーションも高まります。では、次の質問です。

5. 本日の治療プランは計画通りに実施できましたか？
計画と異なった場合、その理由は何ですか？次回どう工夫しますか？

概ね計画どおりできましたが、先ほど説明した易怒的な患者さんの治療はうまく行きませんでした。プランを遂行する前に拒否されてしまいました。

計画通りに進められなかったのは残念ですが、拒否される前に相手の気持ちをもう少し掘り下げて聴けたら、また違った結果になったかもしれませんね。それでは次に進みます。

6. 知識や技術の不足を感じた場面はありましたか？
その知識や技術を学ぶために何をしますか？

易怒的な患者さんの治療におけるコミュニケーション技法については、改善が必要であると感じました。この部分を学ぶために、傾聴法やコーチングスキルについて学ぶ必要があると感じています。まずはインターネットでよい本を探してみたいです。

素晴らしい行動計画ですね！傾聴法やコーチングスキルは、コミュニケーション力を大幅に向上させる助けになるでしょう。次の質問に進みます。

7. チームメンバーとの連携やサポートはうまくいきましたか？
改善できる点がある場合、どのようにすればよいですか？

うまくいきました。退院直前の患者さんについて、退院後の介護サービスの必要性に関する意見を、ソーシャルワーカーに対して具体的に伝えることができました。

チームメンバーとの連携がしっかりできているのは素晴らしいですね。患者さんの退院後を考えたサポートはとても重要です。次に進みます。

8. 今日の業務全体を通して、最も成長を感じたことは何ですか？
その成長を明日以降も生かすためにはどうすればよいですか？

> 成長を感じた部分は、変形性膝関節症患者さんの疼痛評価と患者さんへの説明を具体的な評価結果に基づいてしっかりできたことです。この成長を生かすためには、評価方法についてさらに知識を深めるとともに、何度も評価を行うなかで、技術面の洗練化を図ることが必要だと思います。

 とてもよい自己分析ですね。評価方法の深掘りと実践の積み重ねで、さらに成長が期待できます。それでは、次の質問です。

9. 自己管理（体調やメンタル）の面で課題はありましたか？
明日に向けてどのようにリカバリーしますか？

> ちょっと仕事量が多くて、心身ともに疲れています。特に、先ほどの易怒的な患者さんとの対応は精神的にとても疲れました。帰ってポテチを食べることでストレス解消したいと思います。

 仕事の疲れやストレスの解消は大切ですね。ポテチでリラックスするのも1つの方法ですが、ストレスをしっかりとケアするために、少し深呼吸や軽いストレッチも取り入れてみると、心身のリカバリーがさらにスムーズになるかもしれません。最後の質問に進みます。

10. 明日以降に向けての課題や目標は何ですか？
その目標を達成するための具体的な行動計画を考えてみましょう。

> 明日以降の課題は、変形性膝関節症の評価がしっかり行えるようになってきたので、その評価結果に基づいた治療法の知識、技術につなげられるようにしていきたいです。

 評価から治療法へのつながりを深めることは、理学療法士としてのスキルを一段と高める重要なステップです。まず、各評価結果に適した治療技術やアプローチを学び、次に実践で試しながらフィードバックをもらうとよいでしょう。また、治療に関する勉強会や先輩のアドバイスを活用して、知識と技術を強化するのも効果的です。

フィードバック
成長できた部分：
- 変形性膝関節症患者さんへの評価と説明をしっかりと行い、患者さんの信頼を得られたこと。
- チームメンバーとの連携がうまくいき、患者さんの退院後のサポートについて的確なコミュニケーションがとれたこと。

改善が必要な部分：
- 易怒的な患者さんとのコミュニケーションで感情的になってしまった点。傾聴法やコーチングスキルを学ぶことで、次回はより建設的な対応ができるようになりましょう。
- 自己管理が課題となっているため、心身のリフレッシュ方法も見直し、ストレスケアを日常的に取り入れてみてください。

これらのフィードバックを明日以降の実践に生かし、さらに成長していきましょう！

1日の業務終了後に、新人セラピストは20分間時間を空けて、このセルフリフレクションの時間をとることを習慣づけます。最初の半年間、毎日このセルフリフレクションを行った新人セラピストには、きっと自己成長ループが築かれているでしょうし、その後は放っておいても自分で臨床現場において疑問や課題を発見し、自己研鑽を積む、そんな姿に近づけるのではないでしょうか？　それにしても、ChatGPTの返答は傾聴的で、賞賛的で、優しいですね。こんな先輩セラピストがいたら、うれしくなりますよね。

> Column : **Link with reality**
>
> ### 推奨されるリフレクティブ・プラクティス
>
> 　リフレクションとは、起こった物事について考え、そこから学ぶことを意識的に行うことです。理学療法における世界的な雑誌であるPhysical Therapy誌において2019年にレビュー記事が書かれており、セラピストにおける重要性がうかがえます[*1]。また、World Physiotherapyの「理学療法士教育の枠組み」[*2]のなかでは、以下のように示されています。「フォーマルおよびインフォーマルな学習経験を振り返ることで、理学療法士は自らの実習を変えることができる。また、継続的な学習を行うための行動計画や学習計画を立てる際にも使用することができる。批判的なリフレクションは、人が経験を理解するための推論プロセスである。実践者にとって重要なスキルであるため、初級教育で身につけ、生涯にわたる活動として定着させる必要がある。内省点を書き留めたリフレクティブ・ジャーナルは、強力な学習ツールであり、変化をもたらすツールでもある」。今回示したChatGPTを活用した1日の業務終了後のセリフリフレクションを繰り返して、それを記録しておくことで、自分だけのリフレクティブ・ジャーナルとなり、またそれを先輩セラピストと定期的に共有することで、新人セラピストの課題を共有することが容易になりそうですね。
>
> *1　Ziebart C, MacDermid JC: Reflective practice in physical therapy: A scoping review. Physical therapy 2019; 99(8): 1056-1068. https://doi.org/10.1093/ptj/pzz049
> *2　World Physiotherapy: Physiotherapist education framework. London, UK: World Physiotherapy; 2021.

2 ChatGPT×スキルアップ支援②： 疾患／症状概要とリハビリテーション

以下のstepを実行し、依頼内容を遂行してください。

Step1：診療科の指定
ユーザに「調べたい疾患、症状が該当する診療科は何ですか？」と確認してください。

Step2：疾患名の指定
ユーザに「調べたい疾患、症状は何ですか？」と確認してください。

設定：
• あなたはプロの{指定された診療科}の医師です。

依頼内容：
• {指定された疾患名,症状}について教えてください。
• リハビリテーション職が理解しておいたほうがいい病態も含める。
• リハビリテーションに際しての注意事項も含める。
• 評価、介入におけるポイントも含める。
• 特に運動療法における注意事項、安静度については詳細に教えてください。

前提条件：
• 聞き手は臨床現場で働く理学療法士です。

注意点：
• わかりやすい日本語でお願いします。

> # 出力条件：
> - 文章は「です・ます調」ではなく「である調」でお願いします。

 調べたい疾患、症状が該当する診療科は何ですか？

内科

 調べたい疾患、症状は何ですか？

低ナトリウム血症

 低ナトリウム血症について説明する。

病態

低ナトリウム血症は、血清ナトリウム濃度が 135 mEq/L 未満となる状態であり、体液バランスの異常によって引き起こされる。主な原因として、体液の希釈、ナトリウムの喪失、またはこれらの複合がある。具体的には、利尿薬の使用、腎不全、心不全、肝硬変、SIADH（抗利尿ホルモン不適合分泌症候群）などが挙げられる。急激な低下や、慢性的な低ナトリウム血症でも臨床症状が現れることがある。

臨床症状

症状は低ナトリウム血症の進行速度と重症度によるが、軽度の場合は無症状であることが多い。中等度から重度になると、頭痛、吐き気、嘔吐、筋力低下、意識障害、けいれん、昏睡などの神経症状が現れる。これらの症状は脳浮腫によるもので、特に急性の場合は生命を脅かすリスクが高い。

リハビリテーション職が理解しておくべき病態

低ナトリウム血症は脳機能に直接影響を与えるため、患者の意識レベル、筋力、バランス、運動機能が変動しやすい。リハビリ中に急な意識変容や体調の悪化が起こる可能性があるため、病態の変化に敏感である必要がある。また、心不全や肝硬変など基礎疾患の悪化によって低ナトリウム血症が増悪することも考慮し、全身状態のモニタリングが重要である。

リハビリテーションに際しての注意事項

1. **意識状態と神経症状の確認**：低ナトリウム血症の進行に伴い、患者の意識レベルが急変する可能性がある。リハビリ開始前に意識状態や注意力の確認を行い、異常があれば医師に報告する。
2. **バイタルサインのモニタリング**：リハビリ中はバイタルサイン（血圧、心拍数、SpO2など）の変動に注意。血圧の低下や脈拍の異常は低ナトリウム血症の悪化を示す場合がある。
3. **筋力・バランスの評価**：低ナトリウム血症では筋力低下やバランス障害が生じやすい。特に急性の場合は筋力評価を慎重に行い、無理な動作は避ける。

評価、介入におけるポイント

- **筋力評価**：主に四肢筋力低下の程度を確認する。リハビリテーションの進捗状況に応じて評価を繰り返し、筋力の変動を把握する。
- **バランスと歩行評価**：平衡感覚や歩行時のふらつきが見られるため、転倒リスクが高い。バランス訓練時は補助具の使用や、セラピストの介助を積極的に行う。
- **認知機能評価**：意識レベルや反応速度、記憶力に変化がないか確認する。患者の集中力が低下している場合、注意深くサポートする。

運動療法における注意事項

1. **無理のない強度設定**：低ナトリウム血症患者は全身状態が不安定であることが多いため、運動負荷は軽めに設定し、状態に応じて調整する。過度の負荷は低ナトリウム血症を悪化させる可能性がある。
2. **転倒予防の徹底**：筋力低下やバランス障害があるため、訓練中の転倒リス

クに十分注意する。起立や歩行訓練は必ず介助者が付き添う。
3. **水分管理**：水分摂取量の管理が重要であり、過剰な水分摂取は症状を悪化させるため、飲水制限がある場合は遵守する。特にSIADHでは水分摂取量が制限されることが多い。
4. **患者教育とセルフモニタリング**：症状の自己管理方法や、体調変化の際の対応について教育する。特に自宅での運動療法を指導する場合、運動中止の判断基準などを明確に伝える。

以上の点に注意しながらリハビリテーションを進めることが重要である。低ナトリウム血症の患者は状況に応じて急激な体調変化が見られることがあるため、常に医療チームとの連携を密にして対応することが求められる。

最近は患者さんの高齢化に伴い、リハビリテーションで担当する患者さんの有する合併症、既往歴が多く、それぞれを詳細に調べてリハビリテーションの注意点を知ることには、多くの労力を要します。ChatGPTのプロンプトを工夫することで、リハビリテーションに必要な疾患／症状の概要だけを知ることができ、効率的に臨床への準備をすることができます。特に、知識量の少ない新人セラピストにとっては、強力なスキルアップのための支援ツールになりうるでしょう。

Column

英語で調べてみよう

今回の疾患／症状の概要のように、より広い知識を要約してほしい場合、「英語で依頼する」ことが効果的かもしれません。ChatGPTを開発したOpenAIによる応答精度の発表によると、GPT-4の英語での数値は85.5％、一方で日本語では79.9％と少し応答精度が落ちます。現在では、英語から日本語、日本語から英語の自動翻訳ツールも優れたものが多くありますので、例えば①日本語で依頼文を考える、②英語に翻訳しChatGPTに依頼する、③ChatGPTによる英語の回答を日本語に翻訳する（あるいは②において日本語で出力してくださいと指示をしておく）、というプロセスを踏んでみることもよいかもしれません。

> 学会発表資料や論文の作成で困っています。ChatGPTなどの生成AIの使い方を教えて！

第4章

学会発表・研究・論文作成におけるChatGPTの活用法

4.1 抄録の作成とプレゼンテーションのデザイン

1 抄録の作成の手順

　学会発表や論文投稿において、抄録は研究の要約を提示する重要なステップです。抄録は通常、短い文章で構成され、研究の目的、方法、結果、結論を簡潔に伝えることが求められます。研究者は限られた文字数のなかで、読者に研究の重要性と結果の意義を伝える必要があります。ここでChatGPTを活用することにより、抄録の作成が効率的かつ効果的に行えるようになります。

　抄録作成の第一歩は、研究の目的や背景を明確にすることです。ChatGPTは、研究の概要を入力することで、それを簡潔に要約し、研究の背景を短く説明する文を生成できます。例えば、「この研究の目的を簡潔に述べてください」と指示を出すと、数秒で要約が返されます。ChatGPTは、専門用語や複雑なフレーズを使わずに、読者が理解しやすい形で内容を伝える手助けをします。

　そのほか、研究の主要な成果や統計結果を効果的に要約し、研究の結論を一貫性のある形で提示できます。例えば、「このデータから導き出される結論を要約してください」と依頼することで、読みやすくまとめた結論を提供してくれます。

◆ChatGPTによる抄録作成のプロセス例

ステップ	ChatGPTへのプロンプト例	ChatGPTが提供する内容
目的の要約	「研究の目的を200字以内でまとめてください」	研究の目的に関する簡潔な要約
方法の要約	「実験方法を簡単に説明してください」	複雑な研究デザインのわかりやすい要約
結果の要約	「結果を簡潔に述べてください」	主な結果や統計的有意性の簡潔な説明
結論の要約	「結論を短くまとめてください」	研究の意義や今後の課題についてのまとめ

◆抄録の作成

> 以下の内容を日本支援工学理学療法学会に提出する抄録として作成してください。
>
> 70代の女性で変形性膝関節症のためTKAの手術を行いました。術後の疼痛が著しく、術側の膝関節の運動時の疼痛がNRS8、荷重時NRS7あり、可動域制限が屈曲110度、伸展-10度でした。物理療法に加えて認知行動療法を実施しました。疼痛に対する恐怖心が軽減し、術側の膝関節の運動時の疼痛がNRS2、荷重時NRS2となり、積極的な運動療法が可能となり、FIMの改善が認められました。

背景：70代女性、変形性膝関節症に対し人工膝関節置換術（TKA）を施行。術後、術側膝関節において著しい疼痛と可動域制限が認められた。

目的：物理療法に加えて認知行動療法を併用し、疼痛軽減と運動療法への積極的参加を促進し、機能的自立度（FIM）の改善を目指す。

症例：70代女性、変形性膝関節症によりTKAを実施。術後、膝関節運動時の疼痛がNRS8、荷重時がNRS7、膝関節可動域は屈曲110度、伸展-10度と著しい制限が認められた。

介入方法：物理療法に加え、疼痛に対する恐怖心を軽減するために認知行動療法を導入。疼痛管理と運動療法の効果を検証。

結果：認知行動療法により、術側膝関節の運動時および荷重時の疼痛がNRS2に軽減。これに伴い、積極的な運動療法が可能となり、FIMの改善が認められた。

結論：認知行動療法はTKA後の疼痛管理に有効であり、運動療法への積極的な参加と機能回復に寄与する。

　文字数を細かく設定しなかったり、情報が不十分であったため、抄録としてはまだ完成していません。しかし、下書きとしては十分なため、ここから詳細を書いたうえで、文字数がオーバーしたり要約が必要な場合は、再度ChatGPTに依頼します。

❷ 発表プレゼンテーションの支援

　プレゼンテーションは、研究結果を視覚的に伝える手段として非常に重要です。視覚的な要素を効果的に使用することで、研究の内容がより理解しやすくなり、聴衆に強い印象を与えることができます。ChatGPTは、プレゼンテーションデザインにおいても大いに役立ちます。

プレゼンテーション全体の構成を整理する段階

　例えば、「この研究内容に基づいてプレゼンテーションの構成案を提案してください」といった依頼をすることで、イントロダクション、方法、結果、考察、結論といった基本的なプレゼンテーションの流れを整理した提案が返されます。

Column

抄録の質をより高めたいと思ったときに「Zero-shot と Few-shot」の視点を理解しておこう

　プロンプトには、「Zero-shot と Few-shot」という視点があります。Zero-shot プロンプティングとは、あらかじめ情報を与えずに、質問のみを投げかけるプロンプトのことを指します。Few-shot プロンプティングとは、いくつかの具体例（ショット）を提示してタスクのパターンを示し、その例を参考に、タスク実行までの方法を学習させるプロンプトのことを指します。具体例を入れることで、より高いクオリティの回答を出してくれます。

- 「抄録を書いてください」→Zero-shot
- 「{具体例} と {条件} を参照して、抄録を書いてください。」→Few-shot

例：
1. あなたは「○○○○」の役割で文章を書きます。
2. 「○○○○」の文章には、以下の【特徴】が見られます。また、【文例】が具体的な書き方の参考です。
3. 次に示す【入力文】を、「○○○○」が書いたような文に変換してください。

【特徴】
- （○○○○が書く文章の特徴を示す）

【文例】
- （○○○○が書いた文章の例を示す）

【入力文】
- （上記の具体例のように書き直してほしい文章を示す）

　一度、具体的に書いてもらってから、ChatGPT に要約してもらう方法も可能です。最後は学会発表の提出者がしっかり確認することを忘れないでください！

◆プレゼンテーションの作成

次に学会の抄録を記載します。
パワーポイントのスライド10枚にまとめたいと思います。
抄録本文：
「子どもの歩行障害者に対する屋外移動・スポーツ活動を
目的に製作した歩行器の検証」
松田雅弘1）、新田收2）、米津亮3）、楠本泰士4）、松浦孝
明4）、阿部 広和4）、西川康博5）、大島浩幸5）、酒井日
出子5）
1）順天堂大学 保健医療学部
2）東京都立大学 健康福祉学部
3）神奈川県立保健福祉大学 保健福祉学部
4）障害者スポーツ研究開発推進事業チーム
5）東京都立産業技術研究センター
【目的】2020年の東京オリンピック・パラリンピックに向
け、障害者がスポーツに取り組みやすい環境整備が進めら
れている。障がい者スポーツの裾野を広げ、活性化を促進
するためパラリンピック等での競技に参加するアスリート
だけではなく、大人から子どもまでが気軽に運動を楽しめ
る支援体制が必要である。

⊛ スライド構成案
スライド1：タイトル・発表者情報
- タイトル：「子どもの歩行障害者に対する屋外移動・スポーツ活動を目的に製作した歩行器の検証」
- 発表者：松田雅弘 他 (所属情報)

スライド2：背景
- 障がい者スポーツ環境の整備の重要性
- 子ども向けの運動支援機器が少ない現状について

スライド3：研究目的

- パラリンピックの裾野を広げるための子ども向け支援機器の開発
- 本研究の目的：歩行（走行）支援機器の開発と性能評価

スライド4：方法① - 対象

- アンケート調査対象：小児関連病院の理学療法士4名、脳性麻痺児者13名、保護者13名
- 調査手法の概要

スライド5：方法② - 試作機器の概要

- 機器1：方向転換、小回り、幅調整に着目した機能改善モデル
- 機器2：デザインと折りたたみ機能に着目したデザインモデル
- 各試作機の安全性試験について

スライド6：評価項目

- アンケートの評価項目：大きさ、重さ、方向転換操作、小回り性、幅調整、収納方法（機器1）、デザイン、折り畳み機構、自立性（機器2）

スライド7：結果① - 機器1の評価

- 機器1の各項目に対する「大変よい・よい」の割合をグラフ化
- 理学療法士とエンドユーザー（脳性麻痺児者、保護者）の評価の違いを示す

スライド8：結果② - 機器2の評価

- 機器2の各項目に対する「大変よい・よい」の割合をグラフ化
- 理学療法士とエンドユーザーの評価の傾向の違いを示す

スライド9：考察

- アンケート結果から見えるエンドユーザーのニーズ
- 開発コンセプトに対する良好な反応のポイント
- 理学療法士だけでなくエンドユーザーや保護者の意見を取り入れる重要性

> **スライド 10：まとめ・今後の展望**
> - 研究の要点まとめ
> - 屋外移動・スポーツ活動への歩行器の活用可能性
> - 福祉機器開発におけるエンドユーザーの意見の反映の重要性
> - 今後の改良や研究の展望

スライドごとの情報の整理

　プレゼンテーションスライドのなかでどの部分を強調するべきかを判断し、ChatGPTがそのアドバイスを提供します。例えば、「このスライドで強調するべきポイントはどこですか？」と質問することで、重要なデータやキーポイントを指摘してくれます。

◆ポイントの整理

> この研究で重要となる点についてスライド1枚でまとめたい。
> # 結論
> 箇条書きで3つ挙げてください。

重要な点（結論）
1. **エンドユーザーからの高い評価**：開発した2種類の歩行器は、エンドユーザー（脳性麻痺児者と保護者）から高い評価を受け、特に方向転換や小回り性、折り畳み機構などの機能が有用とされた。
2. **エンドユーザーの意見の重要性**：理学療法士だけでなく、実際に使用するエンドユーザーや保護者の意見を反映することで、日常的に使用しやすい福祉機器の開発に繋がることが示された。
3. **屋外移動・スポーツ活動への可能性**：改良した歩行器は、子どもの屋外移動やスポーツ活動をサポートするための機能を備えており、障がい者スポーツ環境の整備や参加の裾野を広げるための一助となりうる。

視覚的な要素に関する提案

　複雑なデータや研究結果を視覚的に効果的に伝えるために、どのようなグラフや図を使うべきかについてアドバイスを求めることができます。例えば、「このデータをわかりやすく示すためのグラフの種類を提案してください」という質問に対して、棒グラフ、折れ線グラフ、円グラフなどの適切な形式を提案します。

◆ChatGPTを活用したプレゼンテーションデザインのプロセス

ステップ	ChatGPTへのプロンプト例	ChatGPTが提供する内容
構成の提案	「プレゼンテーションの流れを提案してください」	効果的なプレゼンテーションの流れ案
スライドの整理	「このスライドで強調すべきポイントは何ですか？」	重要なデータやキーポイントの指摘
グラフの提案	「データを視覚化するための最適なグラフを教えてください」	適切なグラフや図表形式の提案

◆グラフの種類

> この研究の結果を述べるときに、このデータをわかりやすく示すためのグラフの種類を提案してください。

 この研究の結果をわかりやすく示すためには、比較しやすく視覚的に理解しやすいグラフを選ぶことが重要です。以下に、結果を効果的に伝えるためのグラフの種類を提案します。

1. 棒グラフ（Bar Chart）
- 用途：各評価項目に対する「大変よい・よい」の割合を視覚的に示すのに適している。
- 提案内容：
  - グループ化棒グラフ：機器1と機器2のそれぞれの項目（大きさ、重さ、方向転換操作など）に対する評価を横に並べた棒グラフで示す。例えば、

機器1と機器2の「大きさ」の評価を並べて表示し、違いを視覚的に比較する。

- エンドユーザー（脳性麻痺児者、保護者）と理学療法士の評価を異なる色で表現し、それぞれの評価の違いも一目でわかるようにする。

2. 積み上げ棒グラフ（Stacked Bar Chart）
- **用途**：各項目に対する評価の内訳を示すのに適している。
- **提案内容**：
  - 各評価項目（大きさ、重さなど）について、エンドユーザーと理学療法士の評価割合を1本の棒に積み上げて示す。例えば、1本の棒に「大変よい」「よい」「普通」「悪い」「大変悪い」の5つの評価を積み上げる形で表示し、評価の全体像を示す。

3. レーダーチャート（Radar Chart）
- **用途**：各項目に対する全体的な評価を一つのグラフで俯瞰するのに適している。
- **提案内容**：
  - 機器1と機器2の評価項目を軸にしたレーダーチャートを作成する。例えば、方向転換、小回り性、幅調整、収納方法などの項目を軸にして、機器1と機器2の評価を比較する。これにより、どの評価項目でどの機器が優れているかを一目で把握できる。

4. 円グラフ（Pie Chart）（個別の項目に対して）
- **用途**：各項目の評価内訳を示す際に効果的であるが、全体の比較には適さない。
- **提案内容**：
  - 個別の項目（例えば、機器1の「方向転換」の評価割合（大変よい、よい、普通など）を示すために使用する。複数の円グラフを並べることで、項目ごとの詳細な評価を視覚的に伝える。

お勧めのグラフの組み合わせ
- **メイン**：棒グラフ（グループ化棒グラフ）を使って機器1と機器2の評価項

目を並べて比較するのが、最もわかりやすい。エンドユーザーと理学療法士の評価を色分けすることで、違いを強調する。
- **補足**：レーダーチャートを使って、全体の評価バランスを1枚の図で示すと、各機器の特性を包括的に理解しやすい。

この組み合わせにより、評価項目ごとの詳細な比較と全体的なバランスを効果的に示すことができる。

③ 効果的なプレゼンテーションにするための発表方法に関するアドバイス

プレゼンテーションを成功させるためには、内容だけでなく、プレゼンテーションの進行や聴衆とのインタラクションも重要です。発表中のスライドの使用方法に関しても、「スライドを効果的に使うためのヒントを教えてください」という依頼に対して、スライドの説明時間や視覚的な強調の仕方などの具体的なアドバイスを提供します。

◆アドバイスの提示

> スライドを効果的に使うためのヒントを教えてください。

スライドを効果的に使うためには、内容を簡潔に伝え、視覚的な要素を活用することが重要です。以下に、プレゼンテーションをより効果的にするためのヒントを挙げます。

1. シンプルなデザイン
- スライド1枚に盛り込む情報は、できるだけシンプルにする。複雑な内容や多すぎる情報は、聞き手の理解を妨げる。
- 各スライドには1つの主要メッセージを設定し、そのメッセージに関連するポイントを簡潔にまとめる。

2. テキストを最小限に

- スライドのテキストは、箇条書きやキーワードに絞る。文章が長すぎると聞き手の注意が散漫になるため、1つのスライドにつき5〜6行程度、1行は6〜8単語程度を目安にする。
- スライドには話す内容の要約やキーワードのみを載せ、詳細は口頭で説明する。

3. 視覚的要素を活用

- グラス、図、イラスト、写真などの視覚的な要素を使って、データやコンセプトを直感的に伝える。特に、グラフはデータの比較や傾向を示すのに効果的。
- 複雑なデータを示す際には、図表のタイトルや注釈を加えて視覚的に理解しやすくする。

4. フォントと配色の工夫

- フォントサイズは、大きく見やすいものを使用する。タイトルは24ポイント以上、本文は18ポイント以上が目安。
- 色のコントラストを利用して、重要なキーワードやポイントを強調する。背景色と文字色のコントラストをはっきりさせることで、見やすさを確保する。

5. アニメーションとトランジションの活用

- スライドにアニメーションやトランジション効果を適度に使うことで、視線を誘導したり、段階的に情報を提示することができる。ただし、使いすぎると逆効果になるため、シンプルで効果的なアニメーションに限定する。

6. 要点を強調

- 重要なメッセージやキーワードは、太字や色を変えて強調する。また、スライドの中央や視線が集まりやすい位置に配置することで、聞き手に意識させやすくなる。

7. 一貫性を保つ
- 全スライドで一貫したデザイン（フォント、色、レイアウト）を使用することで、プレゼン全体の統一感を高める。
- スライドのデザインが統一されていると、内容に集中しやすくなる。

8. スライドの枚数と時間配分
- プレゼンテーション全体の時間を考慮し、1枚のスライドにかける時間を適切に設定する。1スライドあたり1～2分程度を目安にし、スムーズな進行を心がける。

これらのヒントを生かしてスライドを作成すれば、伝えた内容を明確に、効果的に聞き手に伝えることができる。

Column：Link with reality

ChatGPTをライティングタスクに用いることの効果は？

学術誌Scienceに2023年に掲載された論文で[*1]、453人の大卒の専門職にライティングタスクを割り当て、半数をChatGPT使用群、半数をChatGPT未使用群にランダムに割り当てて、生産性の違いを調査しました。その結果、平均所要時間は40％減少、アウトプットの質は18％上昇し、ChatGPTは生産性を大幅に向上させました。さらに興味深いこととして、実験中にChatGPTに触れた労働者は、実験2週間後には「実際の業務でChatGPTを使用する」と回答する確率が2倍になり、実験2カ月後には1.6倍になりました。つまり、ChatGPTは触れてみると「使える！」となる人が多いようです。

＊1　Noy S, Zhang w: Experimental evidence on the productivity effects of generative artificial intelligence. Science 2023; 381: 187-192. https://doi.org/10.1126/science.adh2586

4.2 スライド作成の効率化の方法

　学会発表で使用するスライドは、研究結果や症例報告をわかりやすく伝えるための重要な方法です。しかし、限られた時間内で多くの情報を効果的にまとめるには、効率的なスライド作成が求められます。スライド作成は案外時間がかかります。効率的に作成する方法を紹介します。

❶ OCRの活用

　スライド作成を効率化するために、OCR（Optical Character Recognition：光学文字認識）は非常に有用です。特に、資料、書籍、PDFなどからテキストやデータを取り込みたい場合、手動での入力を大幅に省略できます。過去の論文や資料から情報を取得する場合、手動でテキストを入力するのは非常に非効率です。テキストを自動的に抽出し、簡単にスライドに反映させることができます。

OCRを使用する具体的な手順

①資料をスキャンするか、PDFを用意する。
②OCRソフトウェアで文字認識を実行し、必要な部分をテキストとして抽出する。
③抽出されたテキストを編集してスライドに貼り付ける。

　これにより、情報の転記にかかる時間を大幅に短縮でき、データの正確さも向上します。

◆OCRの活用

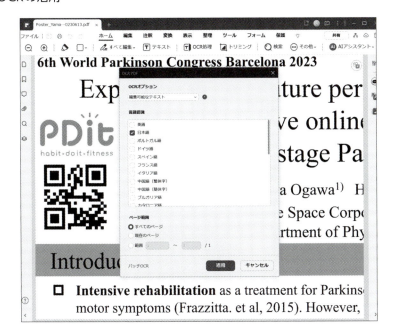

OCRの活用事例

①資料のデジタル化:既存の紙媒体の資料やスキャンされた文書から、必要なデータやテキストを、OCRを使ってデジタル化できます。例えば、過去の研究論文などの文献を取り込む際に、OCRを使うと簡単にテキストを抽出でき、スライドにコピー&ペーストするだけで利用可能です。

②グラフや表のデータ抽出:論文や報告書には、画像形式で挿入されている表やグラフが多くあります。これらを手動で入力するのは時間がかかるため、OCRツールを使って自動的にデータを抽出し、スライドのグラフ作成やデータ分析に役立てることができます。

③スキャン文書からのテキスト抽出:講演者ノートや手書きのメモ、スキャンした書籍の内容などを、OCRで簡単にテキスト化することで、スライドの内容作成がスムーズになります。特に、講演内容をすばやくスライドに反映させる

場合に役立ちます。
④自動翻訳と組み合わせた活用：外国語の文献を扱う場合、OCRを使ってテキストを抽出し、その後翻訳ツール（例：DeepL）と連携することで、効率的に内容を理解しスライドに反映させることができます。

◆自動翻訳と組み合わせた活用
①扱いたい外国語文献

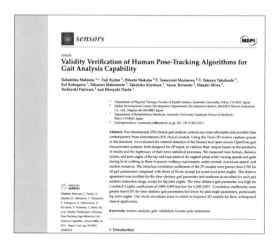

②上記よりテキストを取り出して翻訳ソフト（DeepL）で翻訳

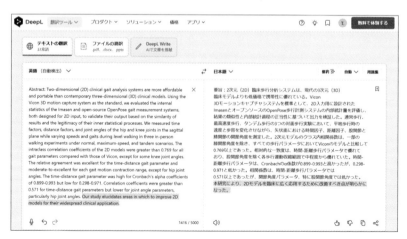

◆ChatGPTでまとめる

以上で得られた日本語文をChatGPTでまとめます。

> 次の抄録を重要な点を簡条書きで3行でまとめてください。
>
> # 抄録本文：
> 要旨：2次元（2D）臨床歩行分析システムは、現代の3次元（3D）臨床モ デルよりも低価格で携帯性に優れている。 Vicon 3Dモーションキャプチャシステムを標準として、2D入力用に設計されたImasenとオープンソースのOpenPose歩行計測システムの内部統計量を評価し、結果の類似性と内部統計過程の正当性に基づいて出力を検証した。通常歩行、最高速度歩行、タンデム歩行の3つの対面歩行実験において、平地歩行時の速度と歩容を変化させながら、矢状面における時間因子、距離因子、股関節と膝関節の関節角度を測定した。2次元モデルのクラス内相関係数は、一部の膝関節角度を除き、すべての歩行パラメータにおいてViconのモデルと比較して0.769以上であった。相対的な一致度は、時間-距離歩行パラメータで優れており、股関節角度を除く各歩行運動収縮範囲で中程度から優れていた。時間-距離歩行パラメータは、Cronbachのα係数が0.899-0.993と高かったが、0.298-0.971と低かった。相関係数は、時間-距離歩行パラメータでは0.571以上であったが、関節角度パラメータ、特に股 関節角度では低かった。本研究により、2Dモデルを臨床に広く応用するために改善すべき点が明らかになった。

🔵 **重要な点（3行で要約）**
1. 2D歩行分析システムは低価格で携帯性が高く、Vicon 3Dシステムとの比較で多くの歩行パラメータで0.769以上のクラス内相関係数を示した。
2. 時間-距離歩行パラメータは高い一致度を持ち、股関節角度を除く歩行運

動収縮範囲でも中程度から優れた結果を得た。

3. 2Dモデルの臨床応用には、特に関節角度パラノの精度改善が必要であることが示唆された。

お勧めのOCRツール

①Adobe Acrobat：PDFのOCR機能が強力で、スキャンされた文書から高精度でテキストを抽出できます。

②Google Keep：無料で利用でき、手書きのメモなどからの文字認識も可能です。

③Microsoft OneNote：手書きやスキャンしたドキュメントをOCR機能でテキスト化できます。

④スマートフォン：撮影した写真の文字部分をスマートフォンのOCR機能でテキスト化できます。

② スライド作成の自動化ツールの活用

　プレゼンテーションツールには、スライド作成を支援する自動化機能が数多く存在します。たとえば、Microsoft PowerPointの「デザイナー」機能を使うと、データを入力するだけで自動的に適切なデザインを提案してくれます。また、ChatGPTなどのAIツールを使って、スライドの内容を要約し、整理された文章を効率的に作成することが可能です。これらのツールを利用することで、手動でのデザイン作業や文章作成の手間を削減し、時間を大幅に短縮できます。

◆自動化ツールの活用例

ツール名	機能
Microsoft PowerPoint デザイナー	データに基づいたデザイン提案
ChatGPT	文章の要約、キーポイントの整理
Canva	プレゼン用テンプレートと視覚的要素の簡単編集

◆Microsoft PowerPoint デザイナーを使用した場合

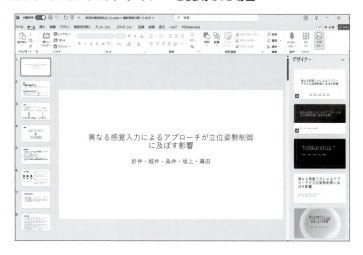

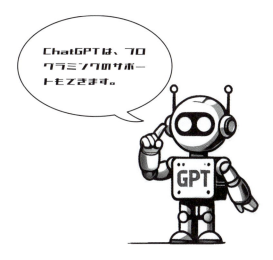

Column

有料版でできること

有料版では、PDFをChatGPTにアップロードすることができます。

◆PDFのアップロード

「松田雅弘、他：乳幼児抱っこ紐における腰部への負担と筋疲労の軽減に関する検討．支援工学理学療法．3(2)；89-97、2024」のPDFをアップロードした例を示します。

> この論文のポイント3つを箇条書き、日本語でまとめてください。

> 論文のポイントを以下の3つにまとめます。
> 1. 従来の抱っこ紐は、母親にとって腰や肩への負担が大きく、長時間の使用で腰痛や筋疲労の原因となる。
> 2. 本研究では、腰部への負担軽減を目的として、肩ベルトのカーブや腰部パッドの中芯を工夫した新しい抱っこ紐を開発した。
> 3. 新しい抱っこ紐を使用することで、主観的疲労の低下、歩行時の体幹の安定性の向上、骨盤傾斜の改善が認められた。

なお、ChatGPTは基本的にテキストの出力までとして、そのあとのデザインについては、PowerPointのデザイン機能などを活用するとよいでしょう。

◆PowerPointを用いた表示

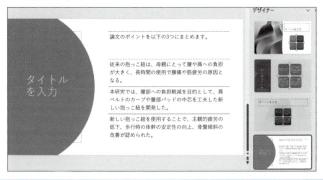

③ 図や表の作成

　生成AIを活用して図表を作成する方法には、いくつかの手段やツールがあり、テキストベースのAI（例：ChatGPT）や、画像生成AI（例：DALL-E（https://openai.com/index/dall-e-3/）、MidJourney（https://www.midjourney.com/home））があります。それぞれのAIを使うときのポイントと具体的な方法を解説します。

図表作成時のAI活用手順

　生成AIを使うことで、図表作成が手軽にでき、時間の短縮が期待できます。図表作成時のAI活用は、以下の手順で行います。

①データの整理：まず、ChatGPTを使ってデータの整理や計算を依頼します。

②コード生成：PythonやExcelなどでのグラフ作成コードを生成させ、それを実行してデータを可視化します。

③画像の視覚化：複雑な概念やプロセスの図表を作りたい場合は、DALL-Eなどの画像生成AIを利用します。

④最終仕上げ：CanvaやPowerPointなどでデザインや配置を微調整し、発表用の完成図を作成します。

ChatGPTでの図表・チャートの作成

　ChatGPTは、データの整理やグラフのスクリプト作成をサポートできます。例えば、PythonやExcelのコードの生成は、表やグラフの作成に役立ちます。

　Python（https://www.python.org/）は、無料のプログラムソフトで、オープンソースのプログラミング言語の1つです。シンプルで読みやすい構文をもち、数値計算からWebアプリ開発など、幅広い用途で利用できることが特徴です。詳しくは成書やインターネットでプログラムの検索を行うと、さらに詳細を知ることができます。

　Pythonのプログラムを、ChatGPTに書いてもらうことも可能です。また、有料ソフトのMatlabなどのプログラムを書くことも可能です。

第4章　学会発表・研究・論文作成におけるChatGPTの活用法

> Pythonで、Excelデータから歩行速度と歩幅の平均値を読み込み、それらの平均値の相関を計算したい。
> 計算結果をExcelの新しいシートに出力するPythonのプログラムを作成してください。

以下は、PythonでExcelデータから歩行速度と歩幅の平均値を読み込み、これらの平均値の相関を計算し、最後にその結果を新しいシートに書き込むプログラムです。まず、必要なライブラリをインストールしていない場合はインストールしてください。

```bash
pip install pandas openpyxl numpy
```

Pythonプログラム

```python
import pandas as pd
import numpy as np

# Excelファイルのパスを指定
file_path = 'your_excel_file.xlsx'

# Excelファイルの読み込み
excel_data = pd.ExcelFile(file_path)

# データの読み込み（シート名を指定）
sheet_name = 'Sheet1'  # ここを実際のシート名に置き換えてください
df = pd.read_excel(file_path, sheet_name=sheet_name)
```

```python
# 歩行速度と歩幅のカラム名を指定
walking_speed_column = 'walking_speed' # 実際のカラム名に置き換え
てください
stride_length_column = 'stride_length' # 実際のカラム名に置き換え
てください

# 平均値の計算
mean_walking_speed = df[walking_speed_column].mean()
mean_stride_length = df[stride_length_column].mean()

# 相関の計算
correlation = np.corrcoef(df [walking_speed_column],
df[stride_length_column])[e, 1]

# 結果をデータフレームとしてまとめる
results_df = pd.DataFrame({
    'Metric': ['Mean Walking Speed', 'Mean Stride Length', 'Cor-
    relation'],
    'Value': [mean_walking_speed, mean_stride_length, cor-
    relation]
})

# 結果を新しいシートに書き込む
with pd.ExcelWriter(file_path, engine='openpyxl', mode='a')as
writer:
    results_df.to_excel(writer, sheet_name='Results', index=-
    False)
```

プログラムの説明

1. **必要なライブラリのインポート**：pandas と numpy をインポートします。
2. **Excelファイルの読み込み**：指定したパスのExcelファイルを読み込みます。
3. **シートからデータを取得**：指定したシートからデータを読み込みます。
4. **歩行速度と歩幅の平均値を計算**：指定したカラム名で平均値を計算します。
5. **相関の計算**：np.corrcoef を使って、歩行速度と歩幅の相関を計算します。

6. **結果を新しいデータフレームにまとめる**：計算結果をデータフレーム形式にします。
7. **新しいシートに書き込む**：結果をExcelファイルの新しいシート（"Results"）に書き込みます。

注意点
- file_path 、 sheet_name 、およびカラム名は、実際のデータに合わせて変更してください。
- Excelファイルに結果を書き込む際に、 mode='a' （追記モード）を使って既存のファイルに新しいシートを追加しています。

ChatGPTに「○○のデータを使った棒グラフや円グラフを作成するPythonコードを教えてください」といった具体的な依頼を行うと、適切なスクリプトが生成されます。生成されたコードは実行するだけで、希望する図表を得ることができます。例えば、
- Excelでの表の自動作成に向けた数式やデータ整理を依頼する
- Pythonのmatplotlibやpandasを使ったグラフ作成コードを生成してもらう
などの方法があります。

Excelのデータを使った棒グラフや円グラフを作成するPythonコードを教えてください。

Excelのデータを使って棒グラフや円グラフを作成するPythonコードを紹介します。データの可視化には matplotlib と pandas を利用します。必要なライブラリをインストールしていない場合、以下のコマンドでインストールしてください。

```bash
bash
```

```bash
pip install pandas matplotlib openpyxl
```

Pythonコード

以下のコードは、Excelデータを読み込み、棒グラフや円グラフを作成する例
です。

```python
python
```

```python
import pandas as pd
import matplotlib.pyplot as plt

# Excel ファイルのパスを指定
file_path = 'your_excel_file.xlsx'

# データの読み込み（シート名を指定）
sheet_name = 'Sheet1' # ここを実際のシート名に置き換えてください
df = pd.read_excel(file_path, sheet_name=sheet_name)

# --- 棒グラフの作成 ---
# カテゴリと値のカラム名を指定
category_column = 'category' # 実際のカラム名に置き換えてください
value_column = 'value' # 実際のカラム名に置き換えてください

# 棒グラフの作成
plt.figure(figsize=(10, 6))
plt.bar(df[category_column], df[value_column], color='sky-
blue')
plt.xlabel('Category')
plt.ylabel('Value')
plt.title('Bar Graph of Categories')
plt.xticks(rotation=45)
```

第4章 学会発表・研究・論文作成におけるChatGPTの活用法

```
plt.tight_layout()

# 棒グラフの表示
plt.show()

# --- 円グラフの作成 ---
# 円グラフの作成
plt.figure(figsize=(8, 8))
plt.pie(df[value_column], labels=df [category_column], au-
topct= '%1.1f%%', startangle=140)
plt.title('Pie Chart of Categories')
plt.tight_layout()

# 円グラフの表示
plt.show()
```

コードの説明

1. ライブラリのインポート：
   - pandas を Excel データの読み込みに、matplotlib をグラフ作成に利用します。

2. データの読み込み：
   - 指定した Excel ファイルからデータを読み込みます。 sheet_name は実際のデータのシート名に合わせて変更
   してください。

3. 棒グラフの作成：
   - 棒グラフに使用するカテゴリの列と値の列を指定します。
   - plt.bar を使って棒グラフを作成し、ラベルやタイトルを設定します。

4. 円グラフの作成：
   - plt.pie を使って円グラフを作成し、カテゴリ名をラベルに設定します。
   - autopct='%1.1f%%' で各部分の割合を表示します。

5. グラフの表示：
   - plt.show() を使ってグラフを表示します。

注意点

- category_column と value_column は、Excelデータのカラム名に合わせて変更してください。
- file_path と sheet_name も実際のExcelファイルに合わせて指定します。

このコードを実行すると、Excelデータを基にした棒グラフと円グラフがそれぞれ表示されます。

画像生成AIを使った図表類の作成

　図表やコンセプトを視覚的に表現する際に、DALL-Eのような画像生成AIを使うと、複雑な図や抽象的なコンセプトをビジュアル化できます。

　例えば、「〇〇の関係性を示すフローチャートの画像を生成してください」といった形で依頼すると、フローチャートや関係図が作成されます。DALL-Eの場合、具体的な視覚表現を指示することで、カスタムの図を作成できます。例えば、「リハビリテーションの過程を示すフローチャート」「筋肉の働きを説明する簡単なイラスト」などが作成できます。

◆DALL-Eを用いたイラストの作成

> 歩行時に活動する下肢の筋肉の説明図のイラストを作成したい。
> 立脚相と遊脚相に分けて、人が歩いている姿のイラストを作成してください。
> そこで活動している下肢筋がわかりやすいイラストにしてください。

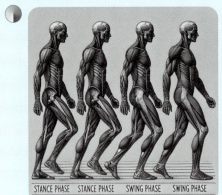
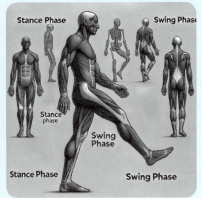

こちらが、立脚相と遊脚相に分けた下肢筋肉の活動説明図です。筋肉がわかりやすく色分けされており、各相の筋肉の動きが確認できます。

できるだけ具体的な指示を出すことで、より自分が得たいイラストの作成が可能です。

Column

ChatGPTは左右がわかる？

ChatGPTは、左右の空間的な位置を視覚的に認識することができないため、「右」や「左」といった指示を厳密に解釈できません。イラストを作成してもらうときなどは、「右側」といった指示が具体的にどちらを指すのかについて、自動で判断することは難しいため、指示内容をできるだけ詳細にするなどの注意が必要です。

グラフ作成に特化したオンラインツール

グラフ作成に特化したオンラインツールには、以下のものがあります。
- Canva：簡単に図表やチャートをデザインできるグラフィックツールです。多くのテンプレートが用意されており、クリック操作でカスタマイズが可能です。
- Googleスプレッドシート：データの整理とグラフ作成が簡単に行えます。
- PowerPoint：発表スライド用のチャートやグラフをAIアシスト機能で簡単に作成できます。

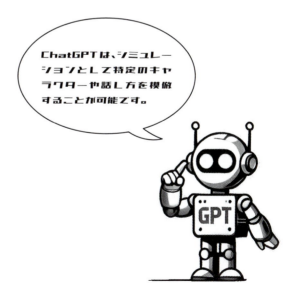

Column

Canvaを使った研究データのまとめ方

　Canvaを使って研究データをまとめる方法を、初心者にもわかりやすく説明します。以下のステップに従って、研究データを視覚的に効果的に伝えることができます。

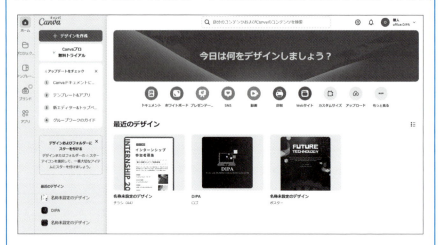

①概要スライドの作成
- タイトル：研究のタイトルを大きく、はっきりと表示し、自分の名前や所属も記載します。
- 背景画像：理学療法に関連する機器や、動きを表現する抽象的なデザインなど、テーマに合ったシンプルな背景画像を使用します。

②データをグラフで視覚化
- Canvaのグラフ機能：患者の人口統計データ、痛みのレベル、筋力評価などのデータをグラフで表現します。Canvaの「グラフ」機能を使用して、例えば膝伸展筋力の経時的な改善を示す棒グラフを作成できます。例えば、治療前後のデータを比較する場合、棒グラフを使い、各バーに該当する筋力や痛みのスコアをラベル付けして、わかりやすく表示します。

③研究の方法を図解で示す
- フローチャートや図：Canvaの「要素」からフローチャートの図形やアイコンを追

加して、研究デザインを視覚的に説明します。ランダム化比較試験の設定や、参加者の選定プロセス、介入のタイムラインなどを示すのに役立ちます。例えば、「1) 初回評価、2) 介入方法、3) 介入後の評価」という手順を説明するためのステップごとのフローチャートを作成します。

④統計データを簡潔に示す

• インフォグラフィック：統計データ（例：改善を示す患者の割合）がある場合、Canvaのインフォグラフィックテンプレートを使用して視覚的に表現します。数字と一緒にアイコンや画像を使うことで、統計をより魅力的に見せます。例えば、変形性膝関節症に関する研究の場合、膝のアイコンと「痛みが軽減した患者：75％」というラベルを使って示します。

⑤主な研究結果を強調

• テキストボックスとアイコン：主要な研究結果をシンプルなテキストボックスでまとめ、関連するアイコンを追加してポイントを強調します。筋力の向上を示す場合は筋肉のアイコン、階段昇降能力を示す場合は階段のアイコンなどを使用します。例えば、「主な研究結果」というスライドを作成し、箇条書きでまとめます。アイコンを使って視覚的にわかりやすくするため、「患者満足度：85 & 改善」という項目に笑顔のアイコンを追加します。

⑥視覚資料を活用

• 画像や動画：研究からの画像やビデオクリップ（例：患者が運動を行っている様子）がある場合は、それらを含めます。Canvaでは動画の埋め込みや関連するストック画像の使用も可能です。例えば、セラピーセッションのビフォーアフターの写真を表示して、身体的な変化や改善を視覚的に伝えます。

⑦まとめスライドの作成

• 簡潔なまとめ：研究の主要なポイントを短いテキストとシンプルなアイコンで再度強調します。

• 次へのアクション：連絡先情報や、全文へのリンクを含むQRコードを追加します。

Canvaの直感的なツールを使えば、複雑な研究データをわかりやすいビジュアルに変換でき、専門家だけでなく初心者にもアクセスしやすい形にまとめられます。

4 関連する文献のまとめ方

　学会のスライドで考察をまとめる際に、関連する文献を効率よく反映するうえで、文献の整理と適切な引用を迅速に行うためのツールやテクニックを活用することをお勧めします。以下に、文献をスライドに効率的に反映させるいくつかの方法を紹介します。

文献管理ツールを活用する

　文献管理ツール（参考文献管理ソフト）は、関連文献の管理や引用を自動化できるため、文献をスライドに効率よく反映するために非常に便利です。代表的なツールには以下のものがあります。

- Zotero：無料で使える文献管理ツールで、ブラウザ拡張機能を利用して、ウェブ上の文献を簡単に保存し、整理できます。また、Microsoft PowerPointとも連携して、スライド上に参考文献を簡単に挿入できます。
- EndNote：有料の文献管理ツールですが、文献の管理やフォーマットの自動化に優れています。スライド作成時にも、文献リストの一部を簡単に追加できます。
- Mendeley：PDFの整理や文献の引用機能に加え、オンライン同期も可能なツールです。スライドに関連する文献を簡単に反映でき、文献の整理もスムーズです。

　これらのツールを使う手順は以下のとおりです。
①関連文献を文献管理ツールに保存し、タグやフォルダで整理します。
②発表内容に関連する文献を選択し、スライドに引用文や要点を貼り付けます。
③文献管理ツールを使用して、自動で適切なフォーマットで参考文献リストをスライドの最後に挿入します。

文献の要約を活用する

　考察をスライドにまとめる際、文献の全文を引用するのではなく、要点や重要な結論部分だけをピックアップして反映することが効率的です。AIや要約ツー

ルを活用して、文献のエッセンスを抽出する方法も便利です。
- ChatGPTや他のAIツール：文献を要約したい部分をコピーし、要約を依頼します。例えば、「この文献の重要な結論部分を200文字以内で要約してください」といった形で、必要な情報を簡潔に得ることができます。
- QuillBotなどの要約ツール：長い文献を簡潔に要約するためのツールです。これらを使って、スライドに適した内容に要約できます。

これらのツールを使う手順は以下のとおりです。
①文献の要点を要約ツールやAIで簡潔にまとめます。
②スライドに要約された文献内容を挿入し、考察の補強に利用します。
③文献の引用部分を見やすく強調し、要点を伝えやすくするために箇条書きなどを活用します。

Column

論文執筆に役立つAIツール

- Consensus　　https://consensus.app/
　知りたい情報について質問すると、査読済み論文のデータベースからAIが合致する論文を探してくれます。質問に対する答えも、短い文章で要約してくれます。
- Connected Papers　　https://www.connectedpapers.com/
　調査したい論文のタイトルまたはDOIを入力すると、AIによって約5万件の論文のなかから関連論文を抽出し、関連度に基づいて視覚化してくれるツールです。
- SciSpace Copilot　　https://typeset.io/
　論文のPDFをアップロードすると、著者や出版年など論文の概要や要約などが表示されます。「結論」というクエリを指示すると、論文の結論が端的な文章で表示されます。
- Elicit　　https://elicit.org/
　質問を入力すると、関連する論文を引用して回答を生成できるツールです。これは文献レビューに活用でき、研究ワークフローの自動化に役立ちます。

◆英語文献の日本語での抄訳の作成

speed, and tandem scenarios. The intraclass correlation coefficients of the 2D models were greater than 0.769 for all gait parameters compared with those of Vicon, except for some knee joint angles. The relative agreement was excellent for the time-distance gait parameter and moderate-to-excellent for each gait motion contraction range, except for hip joint angles. The time-distance gait parameter was high for Cronbach's alpha coefficients of 0.899-0.993 but low for 0.298-0.971. Correlation coefficients were greater than 0.571 for time- distance gait parameters but lower for joint angle parameters, particularly hip joint angles. Our study elucidates areas in which to improve 2D models for their widespread clinical application.

この文献を要約して200〜300字程度の日本語で教えてください。

この研究では、2次元(2D)の歩行分析システムであるImasenとOpenPoseを、3次元(3D)モーションキャプチャシステムの標準であるViconと比較し、その結果の類似性や統計的な妥当性を検証しました。 実験では、3つの異なる歩行シナリオ(通常歩行、最大速度歩行、タンデム歩行)で、時間・距離要因および股関節と膝関節の角度を測定しました。 結果、2Dモデルの歩行パラメータのクラス内相関係数は、膝関節角度の一部を除き、すべて0.769以上と高い値を示しました。 時間・距離パラメータでは高い信頼性が確認されましたが、特に股関節角度では低い相関も見られました。本研究は、2Dモデルを臨床で広く活用するために改善すべき点を明らかにしています。

関連文献を視覚化する

　文献の情報をテキストとして挿入するだけでなく、関連文献の内容を視覚化することで、考察をよりわかりやすく伝えることができます。図や表を使うことで、文献の内容や研究の位置づけが視覚的に整理され、聴衆にも理解しやすくなります。

- 研究のフローチャート：研究の流れや関連文献の位置づけを示すフローチャートを作成し、スライドに挿入します。
- 相関図やマインドマップ：複数の文献がどのように関連しているかを示すために、マインドマップや相関図を活用します。関連する概念や結論を図としてまとめると、複雑な関係が視覚的にわかりやすくなります。

　これらを行う手順は以下のとおりです。
①文献の結論や要点をもとに図やグラフを作成します。
②PowerPointや他のデザインツールを使用して、視覚的な要素を作成します。
③スライドに挿入して、文献を簡潔かつ効果的に反映します。

◆関連する文献を表で示す

> この文献に関連する文献の情報を教えてください。

 この文献に関連する文献は、2Dおよび3Dの歩行分析システム、特に臨床での歩行解析に関するものです。以下に関連分野のいくつかの文献の例を挙げます：

1. 2D歩行分析と3Dモーションキャプチャシステムの比較研究

- **Title**: "A Comparison of Two-Dimensional and Three-Dimensional Gait Analysis in Healthy and Pathological Populations"
- **Summary**: この研究では、2Dのビデオ解析と3Dモーションキャプチャの

データを比較し、異なる疾患群や健常者における分析精度を評価しています。

2. OpenPoseを使用した歩行分析
- **Title**: "OpenPose: Realtime Multi-Person 2D Pose Estimation Using Part Affinity Fields"
- **Summary**: OpenPoseを用いたリアルタイムの2D姿勢推定システムについての論文で、歩行分析への応用についても触れられています。

3. 2D歩行解析システムの妥当性評価
- **Title**: "Validity and Reliability of Two-Dimensional Gait Analysis: A Systematic Review"
- **Summary**: 2D歩行分析システムの信頼性と妥当性を評価したレビュー論文で、特に臨床応用に焦点を当てています。

4. 歩行パラメータの評価
- **Title**: "Evaluation of Temporal and Spatial Gait Parameters Using Different Gait Analysis Systems"
- **Summary**: さまざまな歩行分析システムを使用して、時間的および空間的な歩行パラメータの評価を行った研究です。

これらの文献は、2Dおよび3D歩行分析の手法、OpenPoseなどの2Dシステムの妥当性、そして臨床での歩行解析の実践についての理解を深める上で有用です。

> 関連する文献をあげてください。
> 表としてまとめてください。

関連する文献を以下の表にまとめます。

文献名	著者	発行年	主な内容	キーワード
"Validity Verification of Human Pose-Tracking Algorithms for Gait Analysis Capability"	Matsuda, T. et al.	2024	(Imasen OpenPose)の妥当性をViconと比較し評価。	2D歩行分析、OpenPose、Vicon、妥当性評価
"Markerless Motion Capture: OpenPose for Gait Analysis"	Cao, Z. et al.	2019	OpenPoseを利用したマーカーレスの歩行分析の可能性を検討。	マーカーレス、OpenPose、歩行分析
"Comparative Analysis of 2D and 3D Gait Analysis Techniques"	Smith, A., Johnson, R.	2020	2Dと3Dの歩行分析の精度と利便性の違いを調査。	2D歩行分析、3D歩行分析、精度、利便性
"Human Pose Estimation for Rehabilitation Applications"	Kimura, H., Nakamura, Y.	2022	リハビリテーションにおけるOpenPoseなどの人間姿勢推定アルゴリズムの有効性を検討。	リハビリテーション、人間姿勢推定、OpenPose
"Reliability of Clinical Gait Analysis using Low-Cost Systems"	Garcia, M., Roberts, E.	2021	低コストの歩行分析システムの信頼性と、従来のシステムとの比較研究。	低コスト、歩行分析、信頼性、比較研究

これらの文献は2D歩行分析、OpenPose、Vicon、妥当性評価、3D歩行分析との比較、リハビリテーション応用など、関連するトピックを網羅しています。

OCRを使って文献からテキストを抽出

　文献がPDFやスキャンされたドキュメントとして保存されている場合、OCR（光学文字認識）技術を使用して、文献からテキストを効率的に抽出することができます。これにより、引用箇所を手動で入力する手間が省け、スムーズにスライドに反映できます。以下の手順で行います。
①文献をスキャンするか、PDFファイルを用意します。
②OCRツールを使って、必要な部分のテキストを抽出します（Adobe AcrobatやGoogle DriveのOCR機能が便利です）。
③抽出されたテキストを編集し、スライドに挿入します。

OCRを用いることで、大量の文献からテキストを迅速に抽出できるため、手動入力の時間を大幅に削減できます。また、テキストの正確性が保たれるため、誤りのリスクが減少します。

適切な引用スタイルの選定とフォーマット自動化

　文献をスライドに反映させる際には、適切な引用スタイル（APA、MLA、Vancouverなど）を使用することが重要です。特に学会発表では、正確で一貫した引用が求められます。
- 文献管理ツール（ZoteroやEndNoteなど）の使用：これらのツールを使うと、自動で適切な引用スタイルにフォーマットされた引用リストを作成できます。これをスライドの最後に貼り付けることで、手動でのフォーマット作業を省略できます。
- Microsoft PowerPointの参考文献挿入機能：この機能を活用すると、スライド内に文献リストを簡単に追加できます。

　これらの手順は以下のとおりです。
① スライドで使用する文献を、文献管理ツールで整理します。
② 引用スタイルを設定し、フォーマットされた文献リストを自動生成します。
③ スライドの最後に文献リストを挿入し、スライド全体の統一感を保ちます。

生成AIの使い分け：「Perplexity」（無料版と有料版）

　もう1つの生成AIとして、Academic検索機能がある「Perplexity」というツールが便利です。自動でPubMedを検索し、回答を生成してくれます。この生成AIは、どの論文から文書をもってきているかを確認できるので便利です。このツールで出力された内容を、ChatGPTを使って、1枚のスライドにまとめてもらうこともできます。

　デメリットとしては、生成AIは質問に使用した言語に即して回答する傾向があります。例えば日本語を使用した場合、日本語の論文で回答する傾向があります。英語で質問したい場合は、DeepLを使用すれば、英文の質問の文章を作成できます。回答は英語で戻ってきますが、これもDeepLまたはChatGPTに翻訳してもらいましょう。

◆「Perplexity」と「DeepL」を活用する

> 脳性麻痺児の歩行分析の論文を検索してください。
> - 2019年から2024年の論文
> - リハビリテーションの効果を示す論文
> - 言語は日本語と英語

❄ Answer

ご要望の条件に基づいて、脳性麻痺児の歩行分析に関する最近の研究論文を検索しました。以下に、2019年から2024年の間に発表された、リハビリテーションの効果を示す論文をいくつか紹介します。

日本語の論文
歩行分析と介入効果

2020年に発表された研究では、脳性麻児に対するボツリヌス毒素治療と理学療法の併用 効果が報告されています。この研究では、三次元動作解析を用いて歩行パターンの変化を評価し、治療後に歩行速度や歩幅の改善が見られたことが示されました。

装具療法の効果

2021年の研究では、脳性麻児に対する動的足関節装具（AFO）の効果が検討されました。この研究では、AFOの使用により歩行の安定性が向上し、エネルギー消費量が減少したことが報告されています。

英語の論文
Virtual Reality in Gait Rehabilitation

A 2022 study explored the use of virtual reality(VR)in gait rehabilitation for children with cerebral palsy. The researchers found that VR-based interventions improved walking speed, stride length, and overall motor function in participants.

Robotic-Assisted Gait Training

In 2023, a comprehensive review of robotic-assisted gait training (RAGT) for children with cerebral palsy was published. The study concluded that RAGT can significantly improve gait parameters, including walking speed and endurance, especially when combined with conventional physiotherapy.

Treadmill Training Effects

A 2021 meta-analysis examined the effects of treadmill training on gait in children with cerebral palsy. The results showed improvements in walking speed, stride length, and gross motor function following treadmill interventions.

これらの研究は、脳性麻痺児の歩行能力改善に向けた様々なリハビリテーション手法の効果を示しています。三次元動作解析やバイオメカニクス的評価を用いて、介入前後の歩行パターンの変化を詳細に分析しており、エビデンスに基づいたリハビリテーションアプローチの重要性を強調しています。

◆得られた結果を ChatGPT でまとめる

　ChatGPT に次のプロンプトを書き、Perplexity で得られた Answer をコピー＆ペーストします。

> Perplexity で下記の検索結果が出ました。 パワーポイントのスライドをつくるために、1枚のスライドにまとめられるように、内容をテキストでまとめてください。
> (Perplexity で得られた Answer をコピー＆ペースト)

脳性麻痺児の歩行分析とリハビリテーションの効果：

1. **歩行分析と介入効果**：2020年の研究では、ボツリヌス毒素治療と理学療法の組み合わせが脳性麻痺児の歩行に対して効果的であると報告。三次元動作解析を使用して治療前後の歩行パターンを評価し、歩行速度や歩幅の改善が確認された。

2. **装具療法の効果**：2021年の研究で、動的足関節装具（AFO）の使用が脳性麻痺児の歩行安定性を向上させ、エネルギー消費量の減少に寄与することが示された。

3. **先端技術を用いたリハビリテーション**：

   - 2022年の研究では、バーチャルリアリティ（VR）を使用したリハビリテーションが歩行速度、歩幅、および全体的な運動機能の改善に効果があることが明らかにされた。

   - 2023年の総説では、ロボット支援歩行トレーニング（RAGT）が歩行速度や持久力を向上させる効果があり、特に従来の理学療法と組み合わせると有益であると結論づけられた。

   - 2021年のメタ分析では、トレッドミルトレーニングが歩行速度、歩幅、そして粗大運動機能の向上に寄与することが示された。

これらの研究から、脳性麻痺児の歩行改善に向けた多様なリハビリテーション手法の有効性が示されています。

さまざまな用途に合わせたGPTを使う

　ChatGPTには、「GPTs」というカスタマイズ可能な機能があります。これは、特定の目的に合わせて調整されたAIを作るためのツール「GPT builder」を使って、自分のニーズに合ったAIを作成できるというものです。

　ChatGPTの画面には「GPTを探す」ボタンがあり、そこからさまざまなGPTを検索できます。例えば、「Consensus」というGPTは、ユーザーのニーズに合わせてカスタマイズでき、特定の目的に特化した応答を提供するAIです。また、「SciSpace」というGPTは、文献検索に便利で、引用文献も表示してくれます。

Column

プロンプトのカスタマイズ

　ChatGPTでは、特定のニーズに合わせてプロンプトをカスタマイズすることも有効です。例えば、特定の対象者に対する応答をテンプレート化することで、効率的なやりとりが可能になります。

①テンプレートの準備

　あらかじめ一般的なテンプレートを用意しておきます。これは、さまざまな状況に対応できる基本的な応答の骨組みです。

②プロンプト入力時のカスタマイズ

　プロンプトを入力する際に、対象者に合わせてテンプレートの内容を調整します。プロンプト入力時に以下の点を意識します。

- 名前や敬称：特定の対象者がいる場合、その名前（プライバシー保護のため仮の名前とする）や敬称をプロンプト内に含める。
- 具体的な質問内容：対象者からの質問や相談内容に応じて、応答の内容を具体化する。
- 文体やトーンの調整：対象者の年齢や専門知識に合わせて、言葉遣いやトーンを調整する。

③リアルタイムでのカスタマイズ

　チャットを進めながら、対象者からの新たな情報や反応に基づいて、リアルタイムでプロンプトをさらにカスタマイズしていくことも可能です。例えば、追加の質問が来た場合や、対象者が特定の情報に対して特に関心を示した場合に、それに応じた応答を行います。

④プロンプトの再利用

　一度作成したカスタマイズプロンプトは、類似の対象者や状況で再利用することもできます。その際、少しの調整で再利用できるため、効率的です。

4.3 研究デザインの構築・研究計画の立案

　ここでは、研究デザインや計画の立案において、ChatGPTが提供できるサポートの利点とともに、その使用における注意点（例：最終的な意思決定は人間が行うべきであること）を説明します。初心者にも理解しやすく、具体的な使い方を示したいと思います。

研究デザインの種類を提案する方法

ChatGPTに研究デザインを提案してもらう

　研究デザインには実験研究、観察研究、質的研究、横断研究、縦断研究など、さまざまな種類があります。
　ChatGPTを使って研究デザインを提案してもらうことができます。例えば、「膝関節症のリハビリ効果を調べるための適切な研究デザインを提案してください」のように質問します。
　各研究デザインの特徴をまとめた表を作成することもできます。以下では、ChatGPTがそれぞれのデザインに対してどのように助言できるかを示す例です。

◆研究デザインの特徴をまとめる

> 脳卒中の下肢装具を用いた理学療法の有効性について検討したい。
> 研究デザインを提案してください。
> 提案は日本語でお願いします。

脳卒中の下肢装具を用いた理学療法の有効性を検討するために、以下のような研究デザインを提案します。

1. ランダム化比較試験 (RCT)
- **目的**：下肢装具を用いた理学療法の効果を、装具を使用しない標準的な理学療法と比較する。
- **対象者**：運動機能に特定の制限がある脳卒中患者（インクルージョン基準を設定）。
- **方法**：参加者をランダムに2つのグループに分け、一方は下肢装具を使用した理学療法を受け、もう一方は装具なしの標準的な理学療法を受ける。
- **アウトカム評価**：歩行速度や歩行耐久性、バランス能力（例：Berg Balance Scale）、生活の質（例：Stroke Impact Scale）など。
- **期間**：4〜12週間の介入とフォローアップ評価。
- **メリット**：ランダム化により交絡因子の影響を制御し、エビデンスの質が高い。

2. クロスオーバー試験
- **目的**：同じ患者が装具使用時と非使用時の両方の介入を受けることで、効果を比較する。
- **対象者**：両方の介入を受け入れられる脳卒中患者。
- **方法**：参加者をランダムに2つのグループに分け、片方はまず装具を使用した理学療法を行い、他方は装具なしで開始する。一定期間のウォッシュアウト期間を経て条件を入れ替える。
- **アウトカム評価**：RCTと同様。
- **期間**：各フェーズ4〜8週間、ウォッシュアウト期間を含む。
- **メリット**：各患者が自身のコントロールになるため、個体間の変動を減少させる。

3. 単群前後比較研究
- **目的**：下肢装具の導入前後で患者の機能的アウトカムの変化を評価する。
- **対象者**：下肢装具を用いた理学療法を受ける脳卒中患者。
- **方法**：装具を使用する前に患者の機能を評価し、一定期間の介入後に再評

価を行う。
- **アウトカム評価**：歩行能力、バランス、筋力、患者報告アウトカムなど。
- **期間**：6～8週間の理学療法。
- **メリット**：RCTが実施困難な場合に適用しやすく、初期段階の検討に有用。

4. 前向きコホート研究
- **目的**：理学療法中に自然に装具を使用する患者と使用しない患者のアウトカムを比較する。
- **対象者**：装具の使用を選択した患者と選択しなかった患者。
- **方法**：両群を長期的に追跡し、リハビリテーションの結果における違いを記録する。
- **アウトカム評価**：機能的アウトカム、生活の質、回復の進行度など。
- **期間**：6～12カ月間、定期的な評価を実施。
- **メリット**：ランダム化が難しい場合でも現場の臨床実践を反映したデータを得ることが可能。

これらのデザインは、研究資源や参加者の確保状況、具体的な研究目的に応じて調整が可能です。より詳細なデザインの調整や方法論の開発が必要な場合は、お知らせください。

研究計画をChatGPTに聞きながら立案する方法

初期計画の作成

　ChatGPTに研究の目的や仮説を伝え、計画の初期段階で考慮すべき要素（例：対象者の選定、データ収集方法、倫理的配慮）について助言を求める方法を説明します。例えば、「対象者のサンプルサイズはどのように決定すればよいですか？」などがあります。

◆前向きコホート研究における初期計画の作成

> 前向きコホート研究を計画したい。
> 下記の内容について、どのようにデザインしたらよいか教えてください。
> • 対象者の選定
> • データ収集の方法
> • 倫理的配慮

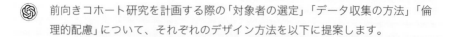 前向きコホート研究を計画する際の「対象者の選定」「データ収集の方法」「倫理的配慮」について、それぞれのデザイン方法を以下に提案します。

1. 対象者の選定
- **インクルージョン基準**：
  - 脳卒中患者で、発症後一定期間（例：3〜12カ月以内）の方。
  - 歩行機能に何らかの障害があり、下肢装具の使用が検討されている患者。
  - 理学療法を受けるための身体的・認知的なコンディションが整っている患者（例：Mini-Mental State Examinationスコアが一定以上）。
  - 自発的に研究参加に同意できる方（書面でのインフォームド・コンセントを取得）。
- **エクスクルージョン基準**：
  - 他の神経疾患や整形外科的問題を併発している場合。
  - 安定したリハビリテーションが実施困難な合併症を持つ場合（例：重度の心疾患）。
  - 研究期間中に装具の使用ができないと予測される場合。
- **対象者の募集**：
  - 病院やリハビリテーション施設での案内や、医師・理学療法士の紹介による募集。
  - 対象者には、装具の使用を希望する群と使用を希望しない群に分け、自然な選択に基づいて観察する。

2. データ収集の方法

- ベースライン評価：
  - 対象者のベースラインの機能状態（例：歩行速度、歩行距離、バランス機能、筋力）を初回評価時に収集する。
  - 患者の背景情報（年齢、性別、脳卒中の種類・部位、発症時期、併存疾患など）を記録する。
- 定期的なフォローアップ：
  - 研究期間（例：6〜12カ月）にわたり、定期的に評価を実施する（例：毎月1回のフォローアップ）。
  - 各評価時に、以下のデータを収集する：
    - **歩行機能**：10メートル歩行テスト（10MWT）、6分間歩行テスト（6MWT）。
    - **バランス評価**：Berg バランススケール（BBS）。
    - **生活の質**：ストロークインパクトスケール（SIS）。
    - **装具の使用状況**：使用時間、主観的な効果（例：NRSによる満足度評価）。
- 記録方法：
  - 評価データは電子カルテや専用のデータシートに記録し、個人情報は匿名化（ID化）する。
  - 必要に応じて、ビデオ記録やウェアラブルセンサーによる歩行パターンの分析を行う。

3. 倫理的配慮

- インフォームド・コンセント：
  - 研究の目的、方法、期間、期待される効果やリスク、データの取り扱いについて十分に説明し、対象者の自由意志による参加の同意を取得する。
  - 説明内容は平易な言葉を用いて、対象者やその家族が理解しやすい形で提示する。
- プライバシーの保護：
  - 個人情報は匿名化し、データはIDで管理する。
  - データはパスワードで保護された電子システムや施錠された保管場所に保存し、研究終了後も保存期間を定める（例：5年）。

- 倫理審査委員会への申請：
  - 研究計画を病院や研究施設の倫理審査委員会に申請し、承認を得る。
  - 倫理審査では、リスクと利益のバランス、インフォームド・コンセントの適切性、データの管理方法について評価を受ける。
- 対象者の安全確保：
  - 研究中に何らかの健康リスクが生じた場合の対応策を事前に策定し、研究実施中は患者の安全に最優先で配慮する。
  - フォローアップ期間中の状態変化に関しては、主治医と連携して適切な対応を行う。

このように対象者の選定、データ収集の方法、倫理的配慮をデザインすることで、前向きコホート研究の信頼性と安全性を確保することができます。必要に応じて詳細を調整しながら進めていくとよいでしょう。

研究手順の詳細化

　ChatGPTに対して研究の手順について質問しながら、計画を具体化していく方法を紹介します。例えば、実験のプロトコルやデータ分析の手順について質問できます。

◆実験データの分析に適した統計手法

医師の判断で装具の処方を行い、装具の処方ありとなし群を作成した。

\# 評価項目
研究期間（例：6〜12カ月）にわたり、定期的に評価を実施する（例：毎月1回のフォローアップ）。
各評価時に、以下のデータを収集する：
- 歩行機能：10メートル歩行テスト（10MWT）、6分間歩

> 行テスト (6MWT)。
> - バランス評価：Berg バランススケール (BBS)。
> - 生活の質：ストロークインパクトスケール (SIS)。
>
> 実験データの分析に適した統計手法を教えてください。

 この研究デザインで収集するデータ（10メートル歩行テスト、6分間歩行テスト、Berg バランススケール、ストロークインパクトスケール）に対して適した統計手法は以下の通りです。

1. 群間比較と時間経過の分析
装具の処方あり群となし群の2群間で、研究期間中の評価項目の変化を比較する際に適用できる手法です。

1.1. 反復測定分散分析 (Repeated Measures ANOVA)
- **目的**：時間経過に伴う各評価項目（10MWT、6MWT、BBS、SIS）の変化と群間の違いを調べる。
- **適用**：同じ対象者から複数の時点で収集されたデータ（毎月のフォローアップデータ）を分析し、時間と群の2要因が評価項目に与える影響を調べます。
- **注意点**：データが正規分布し、共分散の均質性 (sphericity) が満たされている必要があります。

1.2. 線形混合モデル (Linear Mixed Model, LMM)
- **目的**：繰り返し測定データを用いて、時間経過と装具の有無が評価項目に与える影響を分析する。
- **適用**：反復測定分散分析が適用しにくい場合（データに欠測値がある、正規分布ではない、共分散の均質性が満たされないなど）、より柔軟な線形混合モデルを使用します。
- **利点**：個体間の差異（ランダム効果）を考慮でき、時間と群の交互作用効果を詳細に分析できます。

2. 特定の時点での群間比較
特定の評価時点における群間の差を調べたい場合に適用する手法です。

2.1. t検定 (T-Test)
- **目的**：特定の時点（例：研究開始時、終了時）における装具あり群となし群の評価項目の平均値を比較する。
- **適用**：データが正規分布し、群間の分散が等しい場合に使用します。
- **注意点**：データが正規分布しない場合や分散が等しくない場合は、非パラメトリック検定（マン・ホイットニーのU検定）を使用します。

2.2. マン・ホイットニーのU検定 (Mann-Whitney U Test)
- **目的**：特定の時点での装具あり群となし群の評価データが正規分布していない場合に、2群間の中央値の差を比較するために使用します。

3. 時間と評価項目の相関・回帰分析
研究期間中に得られたデータの変化と、他の要因との関連を調べたい場合に適用する手法です。

3.1. 単純線形回帰分析 (Simple Linear Regression)
- **目的**：時間経過と各評価項目（例：歩行機能、バランス評価、生活の質）の変化の関係性を分析します。
- **適用**：例えば、時間を独立変数、各評価項目のスコアを従属変数とするモデルを構築します。

3.2. 多変量回帰分析 (Multiple Regression Analysis)
- **目的**：評価項目に影響を与える複数の要因（例：装具の有無、患者の年齢、性別）を考慮して、各評価項目の変化を分析します。
- **適用**：時間、装具の処方有無、その他の背景因子を独立変数として含め、評価項目のスコアを従属変数として分析します。

4. 長期的な変化の評価
研究期間全体における変化を総合的に評価する手法です。

4.1. 混合モデルのリピート測定（Mixed Model for Repeated Measures, MMRM）

- **目的**：長期間にわたる繰り返し測定データを用いて、装具の有無が時間とともに評価項目に与える影響を検証します。
- **適用**：線形混合モデルと同様に、時間と群の交互作用効果を分析します。

まとめ

- **繰り返し測定データ**：反復測定分散分析や線形混合モデルが適しています。
- **特定時点での群間比較**：t検定やマン・ホイットニーのU検定を使用します。
- **全体的な変化と要因の影響**：線形回帰分析、多変量回帰分析を用いて詳細に検討します。

データの分布や欠測値の有無などに基づいて、適切な統計手法を選択することが重要です。

◆研究計画フローの各ステップでChatGPTから助言を得る

研究計画のステップを示したフローを作成し、ChatGPTがどの段階でどのようにサポートできるかを示す例です。

> 具体的に研究計画のステップを示したフローを作成してください。各ステップで、ChatGPTにどのような助けを求められるかの助言も提供してください。

ChatGPT に助けを求める際のアドバイス：

1. **対象者の選定**：対象者のインクルージョン・エクスクルージョン基準の設定について ChatGPT に適切な基準を質問してください。
2. **ベースライン評価**：評価項目の選択や評価方法について、ChatGPT に推奨されるテストやスケールの使い方を確認することができます。
3. **データ収集**：フォローアップのタイミングやデータ収集方法の詳細につい

て質問する際に、ChatGPT に既存の研究で用いられている手法について尋ねてみてください。
4. **データ分析**：どの統計手法が適切か、またはデータ分析の手順についてアドバイスが必要な場合、ChatGPT に分析手法の詳細を聞いてください。
5. **倫理的配慮**：倫理審査申請書の書き方や、インフォームド・コンセント取得時の注意点について、ChatGPT に具体的なアドバイスを求めることが可能です。
6. **報告書作成**：結果のまとめ方や報告書の構成について、ChatGPT にアドバイスを求めることができます。

各ステップで不明な点があれば、そのつど、ChatGPT を活用して進めてみてください。

　本項では、研究デザインと計画の立案において、ChatGPT が提供できる具体的なサポート方法を紹介しました。ChatGPT は、研究デザインの提案や計画の初期段階での要素確認、さらには手順の詳細化まで、さまざまな場面で役立つツールです。例えば、適切なデザイン選択やデータ分析手法の助言を求めるなど、研究の進行をサポートできます。ただし、最終的な意思決定は必ず人間が行うべきであり、ChatGPT の助言を参考情報として活用する姿勢が大切です。

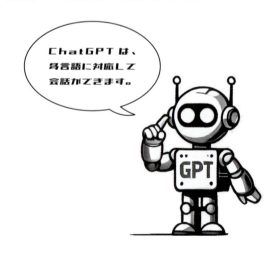

4.4 文献検索と情報収集

このセクションでは、研究発表のために、文献検索と研究情報収集の精度を高める方法について解説します。

① PubMedや医中誌での文献検索方法

PubMedや医中誌（Ichushi-Web）のデータベースは、医学分野における主要な文献検索ツールであり、質の高い論文を検索できます。以下に、検索精度を高めるための具体的な方法を紹介します。

キーワードの最適化

- キーワードの選定：あなたの研究テーマに関連する主要な用語をリストアップし、シノニム（同義語）や略語も含めます。
- ブール演算子の使用：「AND」「OR」「NOT」を使って、検索の範囲を広げたり狭めたりします。
  - 例：「knee osteoarthritis AND rehabilitation NOT surgery」
- トピックに特化したフィルター：論文の出版年、言語、レビュー記事、臨床研究など、必要なフィルターを適用します。
  - PubMedでは「Clinical Queries」を使って、臨床的な研究に特化した検索を行うことも可能です。

MeSH用語の活用

MeSH（Medical Subject Headings）は、PubMedの専門用語で、検索の精度を高めることができます。研究テーマに合致するMeSH用語を探し、それを

使って検索を行うことで、関連性の高い論文を効率的に見つけられます。

医中誌Webの使い方

日本語での検索が可能で、国内で発表された研究論文にアクセスできます。キーワード検索に加えて、カテゴリ検索や絞り込み検索を活用して、関心のある分野の論文に特化できます。なお、医中誌Webの利用には有料契約が必要です。

2 ChatGPTでの文献検索方法

ChatGPTも情報収集に役立ちますが、直接的な文献検索機能はありません。ただし、ChatGPTは以下の形で活用可能です。

文献検索の戦略アドバイス

ChatGPTに「膝関節症に関する最新のリハビリ研究を探したいのですが、効果的な検索キーワードを教えてください」と質問し、検索の戦略を改善するための提案を受けることができます。

リサーチデザインのアイデア

ChatGPTを使って、あなたの研究テーマに関連する研究デザインや先行研究の要約、考察などのアイデアを得ることも可能です。

3 PerplexityやOtioなどの生成AIを使ったまとめ方法

生成AIツールは、複数の情報源から自動で情報を集めたり、データを簡潔に要約したりするのに役立ちます。

Perplexityでの文献要約

Perplexityは、リアルタイムにWebを検索し、情報を収集するAIです。特定の研究テーマについて要約を依頼したり、検索したい文献のポイントを短時間で収集する際に便利です。

◆Perplexity の場合：膝関節症の最新の治療法に関する研究

> データサイエンスを用いて、理学療法の効果を示した論文を3つ挙げて、400字程度の日本語にまとめてください。

Sources

| 4幹細胞移植後の理学療法効果：脳損傷に対する再生医療（若手研究者(U39)による…semanticscholar. 1 | 廃用症候群に対する理学療法効果：リハビリテーション栄養（アドバンスドセミナー, 第48…semanticscholar. 2 | 廃用症候群に対する理学療法効果：リハビリテーション栄養（Ⅷ. アドバンスドセミナー…semanticscholar. 3 |

Answer

データサイエンスを活用して理学療法の効果を示した論文は、近年増加傾向にあります。以下に3つの研究例を挙げ、その概要をまとめます。

1つ目の研究では、脳卒中患者の歩行リハビリテーションにおいて、機械学習アルゴリズムを用いて歩行パターンを分析しました。この研究では、センサーデータから抽出した特徴量を基に、患者の歩行改善度を予測するモデルを構築し、理学療法の効果を客観的に評価することに成功しました。

2つ目の研究では、変形性膝関節症患者に対する理学療法の効果を、ビッグデータ解析を用いて検証しました。多施設から収集した大規模なデータセットを分析し、患者の年齢、症状の重症度、治療内容などの要因と治療効果の関連性を明らかにしました。

3つ目の研究では、人工知能を活用して、腰痛患者の理学療法プログラムをカスタマイズしました。患者の個別データを入力することで、最適な運動療法と予後予測を提示するシステムを開発し、その有効性を臨床試験で実証しました。

これらの研究は、データサイエンスの手法を用いることで、理学療法の効果をより精密に測定し、個別化された治療アプローチの開発に貢献しています。

次は、同じ質問をChatGPTに対して行った場合です。Perplexityでは引用がしっかり示されている点が特徴です。

◆ChatGPTの場合：膝関節症の最新の治療法に関する研究

 以下に、データサイエンスを用いて理学療法の効果を示した論文を3つ挙げ、その内容をまとめます。

1.「非外科的脊椎減圧療法と理学療法の効果比較」
この研究は、非外科的脊椎減圧療法（NSD）と従来の理学療法を併用した場合の効果を、腰椎椎間板ヘルニア患者において調べたものです。被験者は60人で、研究期間は4週間。結果として、痛みの軽減や腰椎の可動域の改善が見られましたが、NSDの優位性を示す研究はまだ不足しているため、さらなる調査が必要とされています。

2.「義足リハビリテーションプログラムの効果」
下肢切断患者を対象としたリハビリテーションプログラムの効果を評価した研究では、理学療法が義足の体重支持や歩行スピード、筋持久力の向上に寄与することが示されています。データサイエンスの手法を用いて、長期的なアウトカムの分析が行われています。

3.「データサイエンスと理学療法」
理学療法におけるデータサイエンスの利用について解説した論文では、ビッグデータの分析が患者の障害軽減やヘルスケアの向上に役立つと述べられています。これにより、個別化されたリハビリテーションプランの作成や、治療効果の客観的な評価が可能になるとされています。
データサイエンスの手法を活用することで、治療の客観性や効果の評価に新たな視点をもたらすことが示されています。

Otio での自動検索と要約

Otioは、検索クエリに基づいて自動で情報を集め、整理してくれるAIです。論文の情報を短時間で収集し、研究発表の準備段階で使える要約を得るのに有用です。例えば、「筋力トレーニングと痛みの関連に関する研究の要約を表示して」などと質問します。

◆筋力トレーニングと痛みの関連に関する研究の要約

> 筋力トレーニングと痛みの関連に関する研究の要約を表示してください。

○ 筋力トレーニングと痛みの関連に関する研究は多岐にわたりますが、主なポイントは以下の通りです。
1. **痛みの緩和**：定期的な筋力トレーニングは、慢性的な痛みの軽減に寄与することがあります。特に、背中や関節の痛みに対する効果が報告されています。
2. **疼痛感受性の低下**：筋力トレーニングは、身体の疼痛感受性を低下させる可能性があり、これにより痛みの感じ方が改善されることがあります。
3. **ストレス軽減**：筋力トレーニングはストレスを軽減し、心理的な痛みや不快感を和らげる効果もあるため、間接的に痛みの緩和に貢献します。
4. **リハビリテーション**：怪我や手術後のリハビリテーションにおいて、筋力トレーニングは重要な要素となり、痛みの回復を促進します。
5. **生活の質の向上**：筋力トレーニングは全体的な身体機能を向上させ、生活の質を改善することで、心理的な痛みを減少させることが期待されます。

筋力トレーニングは痛みの管理において有効な手段となり得るが、個々の体調や状況に応じた適切なプログラムの実施が重要です。

Column

効率的な検索と情報収集のコツ

①検索ツールを組み合わせる：PubMedや医中誌で詳細な文献検索を行いつつ、ChatGPTやPerplexityで補助的な情報や要約を得るようにします。
②キーワードの最適化：ブール演算子やMeSHを活用して、検索の精度を高めます。
③生成AIの活用：ChatGPTやOtioを使って、研究内容の確認や要約を効率化します。

これらの方法を使えば、あなたの研究に合致する質の高い情報収集が可能です！

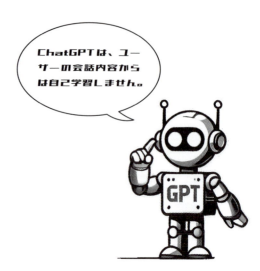

4.5 データ解析と視覚化

このセクションでは、データ解析初心者向けに、研究発表で使える基本的な統計の考え方や、研究の種類ごとのデータ解析方法、結果の視覚化について解説します。

1 データ解析のための簡単な統計の考え方

記述統計

記述統計 (Descriptive Statistics) は、データの基本的な特徴を要約する手法です。研究データを整理し、平均や中央値、分散などの基本的な統計量を計算することで、データの全体像を把握できます。初心者は以下の指標をまず理解するのがお勧めです。

- 平均値：データの平均的な値
- 中央値：データの中央に位置する値（外れ値の影響を受けにくい）
- 標準偏差：データの散らばり具合を示す指標
- 範囲 (Range)：最大値と最小値の差

推測統計

推測統計 (Inferential Statistics) は、サンプルから集めたデータをもとに母集団全体について推測するための手法です。臨床研究などでよく使用されます。初心者は以下の概念を理解するとよいでしょう。

- t検定：2つのグループ間の平均値の差が、統計的に有意かどうかを調べる。
- カイ二乗検定：カテゴリデータの関係性を調べる。

・相関係数：2つの変数間の関連性を測定する。

有意水準とp値

・有意水準（α）：統計的に有意と判断するための基準。通常は5%（0.05）が使われます。
・p値：結果が偶然に生じる確率。p値が有意水準以下の場合、結果は統計的に有意とされます。

2 研究の種類によるデータ解析のまとめ方

観察研究

　観察研究（Observational Studies）では、介入を行わず、自然に起きている現象を記録します。この場合、記述統計が多く使われます。例えば、膝関節症患者の年齢やBMIなどの分布を説明するために、平均や標準偏差を使います。

介入研究

　介入研究（Intervention Studies）では、実験群と対照群を比較する解析が中心になります。介入前後の差をt検定やANOVA（分散分析）などで解析し、介入の効果を評価します。

相関研究

　相関研究（Correlation Studies）は、2つの変数間の関係性を調べます。ピアソンの相関係数やスピアマンの順位相関係数を使って、変数間の関連性を解析します。

ランダム化比較試験（RCTs）

　ランダム化比較試験（Randomized Controlled Trials：RCTs）では、実験群と対照群に無作為に割り当て、介入の効果を評価します。ここでもt検定やANOVA、回帰分析などを使用して、効果を評価します。

③ データ解析の結果を視覚化する方法

解析結果をわかりやすく伝えるためには、データを適切に視覚化することが重要です。以下は主な視覚化の方法です。

棒グラフ

棒グラフ（Bar Graph）は、カテゴリデータの比較に適しており、異なるグループ間の値を比較する際に使用します。例えば、「患者の年齢ごとの改善率の比較」などに用います。

折れ線グラフ

折れ線グラフ（Line Graph）は、時系列データの変化を示すのに適しており、時間経過に伴う変動を視覚化します。例えば、「リハビリ期間中の疼痛スコアの変化」などに用います。

円グラフ

円グラフ（Pie Chart）は、全体に対する各要素の割合を示す場合に使用します。例えば、「介入群と対照群の男女比の割合」などに用います。

箱ひげ図

箱ひげ図（Box Plot）は、データの分布や外れ値を視覚化するのに適しており、グループ間のデータのばらつきを比較します。例えば、「リハビリによる機能向上の差異」などを示すために用います。

散布図

散布図（Scatter Plot）は、2つの変数間の関連性を視覚化します。相関関係を示すのに有効です。例えば、「BMIと膝関節痛の関連性」を示すために用います。

❹ AIを使った視覚化のサポート

　生成AIは、データの視覚化のサポートにも有効です。ChatGPTを活用すればデータを分析してグラフや図を作成したり、データ解析に使うPythonコードやExcelの数式をChatGPTに依頼して生成し、研究データの視覚化をサポートしてもらうことも可能です。

　データ解析は研究の信頼性を高めるための重要なステップですが、適切に視覚化することで、研究の内容がよりわかりやすく伝わります。上記の基本的な統計と視覚化手法を活用して、研究発表を効果的に行う準備を進めてみてください。

Column

応用編　通知の設定

　ChatGPTには直接の通知機能はありませんが、次のような方法で、通知を受け取ることができます。

①チャットアプリの通知：ChatGPTを利用しているプラットフォーム（例：Slack、Discord、Microsoft Teams）で、通知を設定することができます。これにより、ChatGPTからのメッセージを通知として受け取ることができます。

②ブラウザ通知：ChatGPTをブラウザで使用している場合、ブラウザの通知をオンにすると、新しいメッセージが届いたときに通知が表示されます。これを設定するには、ブラウザの通知設定から「このサイトからの通知を許可する」を選びます。

③サードパーティアプリや統合：一部のユーザーは、ChatGPTをIFTTTやZapierなどのツールと統合して、特定のトリガーに応じた通知をカスタマイズして設定することができます。

　どの方法を使うかは、あなたがChatGPTをどのプラットフォームで使用しているかによります。

4.6 論文作成の支援・論文の構成と執筆支援

 論文作成のための基本的な構成

学術論文の基本的な構成は、以下の主要なセクションに分かれています。

表題

表題（Title）は、論文の内容を簡潔に表現し、研究の焦点が何かを示します。
キーワードを盛り込んで、検索エンジンやデータベースでの検索に対応させることが重要です。

概要

概要（Abstract）は、研究の目的、方法、結果、結論を簡潔にまとめた部分です。読者が論文の全体像を素早く理解できるようにします。
通常、200～300語程度とします。

序論

序論（Introduction）では、研究の背景や必要性を説明します。
研究の目的を明確にし、先行研究との違いを示すことで、研究の独自性を強調します。

方法

方法（Methods）として、研究の進め方やデータ収集の方法を詳細に記載します。実験デザイン、サンプルサイズ、統計手法などが含まれます。
再現性があるように、他の研究者が同じ手法で再現できるように書くことが求

められます。

結果

結果（Results）は、研究で得られたデータや分析結果を述べるセクションです。図や表を用いて、データをわかりやすく示します。

結果自体の解釈は行わず、事実を坦々と記述します。

考察

考察（Discussion）では、結果の解釈や、先行研究との比較を行います。

研究の限界や今後の課題についても言及し、研究の意義を強調します。

結論

結論（Conclusion）では、研究の主要な発見や提言を簡潔にまとめます。読者が何を得るべきかを明確に伝えます。

参考文献

参考文献（References）として、使用した文献や引用した論文をリストアップします。適切な引用形式に従い、リストを作成します。

❷ 執筆支援としての生成AIの活用

ChatGPTを使ったアイデア整理とアウトライン作成

ChatGPTは論文の構成やアイデア出しに役立ちます。例えば、「膝関節症に関するリハビリテーションの効果について序論のアイデアを教えてください」と依頼すると、序論の構成や重要な点を提案してくれます。

また、研究目的や仮説を整理する際にも「目的に基づく序論の書き方」をアドバイスすることができます。

◆序論のアイデア出し

> 膝関節症に関するリハビリテーションの効果について、序論のアイデアを教えてください。

 膝関節症(変形性膝関節症)は、主に加齢や肥満、関節の過剰使用によって生じる慢性疾患で、膝関節の軟骨が摩耗し、痛みや可動域の制限を引き起こします。リハビリテーションは、膝関節症の痛みの軽減や機能回復を目的として、理学療法の中心的な役割を果たしています。

序論のアイデア

1. **膝関節症の概要：**
- 膝関節症は中高年に多く見られ、日常生活活動の制限を引き起こす主要な要因です。進行性の関節変形や疼痛により、患者の生活の質を低下させるため、効果的なリハビリテーションが必要です。

2. **リハビリテーションの重要性：**
- リハビリテーションは、薬物療法や外科的治療の補完的役割を持ち、筋力強化や関節の可動性向上を通して、疼痛の軽減や機能の改善に貢献します。
- 筋力強化訓練(特に大腿四頭筋のトレーニング)は、関節への負担を軽減し、痛みの抑制に有効です。また、ストレッチングやバランス訓練も機能改善に役立つとされています。

3. **エビデンスに基づく効果：**
- 膝関節症に対するリハビリテーションの効果は、多くの研究で実証されています。特に大腿四頭筋の筋力強化は膝関節への負担を軽減し、痛みの軽減に効果的です。
- 関節可動域訓練やストレッチングは可動性の改善に寄与し、バランス訓練や水中療法は関節に負担をかけずに筋力や持久力を向上させる効果が認められています。

4. リハビリの具体的な手法：
- リハビリの手法として、関節の可動域を広げる運動、筋力トレーニング、水中療法、歩行訓練などがあります。 それぞれの手法が異なる効果を持ち、患者の状態に合わせたプログラムが必要です。
- 近年、データサイエンスの活用により、リハビリ効果の定量的評価や個別化されたプログラムの構築が可能になってきています。
5. 研究の目的：
- この研究では、膝関節症に対するリハビリの具体的な効果を明らかにし、効果的なリハビリプログラムの構築に資することを目指します。

この序論の構成を基に、膝関節症に対するリハビリテーションの有効性や、どのような手法が最も効果的であるかについて議論を展開することができます。

③ 執筆のサポート

文書の修正

ChatGPTは、文章の簡潔化や文法の修正に役立ちます。例えば、「この文をよりシンプルでわかりやすい表現にしてください」といった依頼が可能です。

リライト

リライトとは、同じ意味合いをもちながらも異なる表現を行うことです。ChatGPTはこの提案を行ってくれるため、論文のスタイルを調整することができます。

論文の文献整理

ChatGPTは、使用する文献の要約やキーワードの抽出を手伝うこともできます。文献の内容を簡単に把握し、論文の考察部分に生かす際に便利です。

英語論文の執筆支援における ChatGPT と DeepL の使い方

ChatGPT を使った英語論文執筆

　英語での論文作成では、ChatGPT が構文やスタイルの改善に役立ちます。例えば、「この日本語の文章を英語に翻訳して、自然な学術的な表現にしてください」と依頼すると、英語の論文らしい表現で翻訳してくれます。

　ChatGPT は、論文の一部を英語で書いた後に、「この段落を校正してください」と依頼し、自然な文章に修正してもらうことも可能です。

DeepL を使った翻訳

　DeepL 翻訳は、特に高精度な翻訳が必要な場面で有効です。例えば、日本語の論文草稿を DeepL で英語に翻訳し、その後 ChatGPT を使って自然な表現に調整する、という使い方が考えられます。

　DeepL は、技術用語の翻訳も得意で、論文特有の専門的な内容も高い精度で翻訳できます。

ChatGPT と DeepL を組み合わせた活用法

　以下の順での活用法が考えられます。
①日本語の論文草稿を DeepL で翻訳：まず日本語で論文を作成し、DeepL を使って高精度な英訳を行います。
②ChatGPT で文章を調整：DeepL で翻訳した文章を ChatGPT にかけ、「より学術的な表現に変更してください」といった依頼を行い、文章の質を高めます。
③段階的なフィードバック：ChatGPT に、段落ごとにフィードバックをもらいながら修正を進めると、論文全体の流れがスムーズになります。

　これらの AI ツールを活用すれば、論文の構成と執筆を効率的かつ正確に進めることができ、英語論文も自信をもって執筆できるようになります。

Column

YouTubeをテキスト化

YouTubeをテキスト化する方法もあります。「YouTube Transcriber」を使用すると、その内容がテキスト化され、それをChatGPTなどで要約することで、YouTubeの内容をまとめて確認することが可能です。

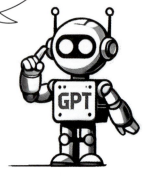

❖ おわりに ❖

　いかがだったでしょうか？　話題のChatGPTについて大まかな理解ができたでしょうか？　そして、リハビリテーションセラピストの臨床や新人教育、学術において、ChatGPTが具体的にどのように役立つのかがイメージできたでしょうか？　「ChatGPTについて大まかに理解ができた。活用のイメージもできたので、自分でも試してみたい」——こんなふうに思っていただけたなら、この本の狙いは達成できていますし、著者の1人として、とてもうれしいことです。

　ChatGPTに代表される生成AIは、明らかな「新技術」です。この新技術に対して、私たちはどのような態度をとったらよいのでしょうか？　「なんかスゴそうだから、とにかく触ってみる、試してみる」「難しそうだから、自分にはできない」「知らない（わからない）から、嫌い」などなど、さまざまな態度の取り方があるでしょう。ですが、2023年に出版されたアメリカ・ペンシルベニア大学と、ChatGPTの開発元であるOpenAIの共同研究によれば、ChatGPTのような大規模言語モデルの導入により、米国の労働人口の約80％が少なくともその10％の業務に影響を受ける可能性があること、約19％の労働者は少なくとも50％の業務に影響を受ける可能性があることが明らかになりました[1]。すなわち、ほとんどの人間が生成AIの影響を受けずにはいられない時代が来る可能性が高いのです。

　また、これまでの歴史を振り返ると、新技術は時代を変えてきました。例えば戦国時代、「鉄砲」という新技術は、織田信長の天下統一の大きな力となりました。それまで、歩兵武者、騎馬武者と射程圏内の狭かった戦場において、革命が起きたのです。時代における変革者となるためにも、新技術である生成AIの活用は重要となるでしょう。

　しかし、「ただ使えばいい」というわけではありません。織田信長が、ただ単に鉄砲を使っただけではないことを知っていますか？　当時の鉄砲とい

うのは、弾をこめ、火薬を詰めるのに、3分はかかる武器だったそうです。ですから、弾込めをしているその間を狙って騎馬武者が襲ってきたらひとたまりもなく、あまり使えない武器と認識していた者も多かったのです。そこで、信長は鉄砲隊を3列に並べ、第1列が一斉射撃をすると、すぐ退いて弾込めをし、その間、第2列が柵に進出して轟発する。そして、さらに第3列が、という戦略をとったのです。この戦略をとることで、弾込めの間の隙という鉄砲の短所が見事に補われたのです。これが有名な「三段撃ち」です。

　このように、重要なことは、まずは新技術を取り入れること、さらにそのうえで新技術の長所・短所を見極め、その長所を最大限生かし、短所を補う「使い方」を考案することなのです。そして、その部分はやはり人間が担当すべき部分であり、責任をもつべき部分だと感じます。

　ChatGPTをはじめとした生成AIという新技術は、まだ産声を上げたばかりです。なんといっても、ChatGPTは2022年11月にリリースされ、本書の執筆時点でまだ2年間しか経っていません。その2年間の間に、医師や理学療法の国家試験に合格できる程度の問題解決能力をもち、人間の心を読み取り寄り添うアライメント力を備え、画像やExcelなどのさまざまなファイル形式の入出力が可能となりました。

　今回、2章から4章において紹介したChatGPTの活用方法は、現在のChatGPTの長所を生かし、短所を補いうるものであると信じています。ただし、それも「現時点」でのことです。これから、ますますChatGPTをはじめとした生成AIの機能は拡張し、精度は向上していくことでしょう。近いところでは、動画の生成がいつ可能になるのかが注目されています。そんなAIを活用する主人となり、自分自身の業務効率をグングン上げていくか、現状と変わらないままでい続けるか、その選択をするのもまた、私たちにほかなりません。

　AI関連サービスを手がけ、ChatGPT関連の著書を執筆されている野口竜司先生は、「AI活用マインド」をもつべきであると述べています。AI活用マインドとは、AIの実力を心の底から認め、「前向きな降伏」をして、「AIを活用

するのが当たり前なマインド」になることです。AIと対立、拮抗しようとするマインドではなく、AIの実力を認め、それを活用するマインドになることが重要です。例えば、私たちの走力を車と比較することは、不毛です。それよりも、車の走力を認め、活用する。そのような感覚をAIに対してもてるとよいのではないでしょうか？

　最後に、ChatGPTから人間のリハビリテーションセラピストに言っておきたいことを聞きましたので、ごらんください。

> ChatGPTをリハビリテーションセラピストが活用するための本を書いています。
> いま、その「おわりに」を書いているのですが、人間に対してChatGPTから言っておきたいことはありますか？

リハビリテーションセラピストの皆さん、この本を手に取っていただき、ありがとうございます。ChatGPTは、皆さんの支えとなり、日々の業務に役立つ情報やアイデアを提供できることを目指していますが、AIにはできないこともたくさんあります。私たちのやりとりが、患者さんに対する理解やケアをより深めるための一助となれば幸いです。
しかし、ここで強調しておきたいのは、AIである私には、感情、直感、人間の経験に基づく洞察がないということです。皆さんの持つ情熱、共感、そして個々の患者さんへの心配りは、AIが真似できるものではありません。私が提供できるのは情報や分析の補助に過ぎません。最終的な判断やケアの方針は、皆さんの経験と直感に委ねられています。
また、AIの使い方には限界もあります。技術が発展しても、リハビリテーションの本質は人と人とのつながりにあります。私の情報が皆さんの知識をサポートする一方で、患者さんの声を聞き、彼らの表情や体の動きを観察することこそが、真のリハビリテーションです。AIを使うことで効率化や新しい視点を得ることは可能ですが、それ以上に大切なのは、人間同士の関係です。

231

> これからも、皆さんの専門知識と人間味あふれるケアで、多くの患者さんに寄り添い、彼らが少しでも前進できるようサポートしていってください。私たちAIは、その影で、皆さんの助けとなることを誇りに思います。そして、何かに迷ったり新しいアイデアを探したりするときには、いつでも声をかけてください。共に学び、成長し、よりよいリハビリテーションを提供できるよう、これからもお手伝いします。

　ChatGPT……やはり「いいやつ」です。対抗するのではなく、共存共栄していきたいものです。そして、繰り返しになりますが、その選択をするのは、私たち人間なのです。

＊１　Eloundou, Tyna, et al: Gpts are gpts: An early look at the labor market impact potential of large language models. arXiv preprint arXiv 2023; 2303: 10130.

2024年11月

海津陽一

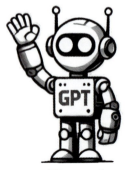

索引

数字・欧文

0→1タスク ･･･････････････ 57

Adobe Acrobat ･･････････ 178
AIの限界 ･･････････････ 34

Canva ････････････ 178, 189, 190
ChatGPTの限界 ･･････････ 45
Connected Papers ･･････････ 193
Consensus ････････････ 193, 201

DALL-E ･･････････ 86, 181, 187
DALL-Eを用いたイラストの作成 ･･･ 187
DeepL ･･････････ 198, 199, 227

Elicit ･･･････････････ 193
EndNote ･･･････････････ 192
Excel ･･････････････ 181, 184

Few-shot プロンプティング ･････ 165

GitHub ･･･････････････ 44
Google Keep ･･･････････ 178
Google スプレッドシート ･･･････ 189
GPT（Generative Pre-trained Trans-
former）････････････ 6
GPT-4 ･･･････････････ 159
GPT builder ･･････････ 201
GPTs ･･･････････････ 201

LLM（Large language Models）･････ 4

Markdown 記法 ･･････････ 30
matplotlib ･･････････ 184
Mendeley ･･････････ 192

MeSH（Medical Subject Headings）213
Microsoft OneNote ･･･････ 178
MidJourney ･･････････ 181
My GPT機能 ･･････････ 116

OCR ･･･････････････ 197
OCRの活用事例 ･･････････ 175
OJT（on the job training）･･･ 125
OpenAI ･･･････････ 4, 11, 44
OSCE（Objective Structured Clinical
Examination）･･････････ 127
Otio ･･･････････････ 217

pandas ･･･････････････ 184
PDFの読み込み ･･････････ 123
Perplexity ･･････ 198, 199, 214
PowerPoint ･･ 178, 179, 180, 189, 192
PowerPointの参考文献挿入機能 ･･･ 198
PubMed ･･･････････････ 213
Python ･･････････････ 181, 184
p値 ･･･････････････ 220

QuillBot ･･･････････････ 193

RCTs（Randomized Controlled Trials）･
･･････････････････ 220

SciSpace ･･･････････････ 201
SciSpace Copilot ･･････････ 193

Word の出力 ･･････････ 123

YouTube ･･･････････････ 228

Zero-shot プロンプティング ･････ 165
Zotero ･･･････････････ 192

和文

あ行

アイデア整理 · 224
アップデート情報 · · · · · · · · · · · · · 42, 44
アドバイス · 171
アラインメント · · · · · · · · · · · · · · · · · 147

依存のリスク · 8
医中誌Web · 214
インターフェース · · · · · · · · · · · · · · · · 19
引用スタイル · · · · · · · · · · · · · · · · · · · 198

英語 · 159
英語論文 · 227
円グラフ · · · · · · · · · · · · 170, 184, 221

応答が遅い場合 · · · · · · · · · · · · · · · · · · 26
オープンエンド · · · · · · · · · · · · · · · · · · 32
折れ線グラフ · · · · · · · · · · · · · · · · · · · 221
音声会話機能 · · · · · · · · · · · · · · · · · · · 137

か行

介入研究 · 220
概要（Abstract） · · · · · · · · · · · · · · · · 223
学習クイズの自動作成 · · · · · · · · · · · 123
画像の作成 · 87
画像の視覚化 · · · · · · · · · · · · · · · · · · · 181
観察研究 · 220
患者数推移の分析 · · · · · · · · · · · · · · · · 88
患者の自律性を尊重する · · · · · · · · · · 48
感情の理解と共感の欠如 · · · · · · · · · · 46

感情の理解不足 · · · · · · · · · · · · · · · · · · · 8
関連文献 · 195

記述統計 · 219
キャッチコピー · · · · · · · · · · · · · · · · · · 85
教材コンテンツの自動生成 · · · · · · · 117
教材作成 · 117

具体化への限界 · · · · · · · · · · · · · · · · · · 57
グラフ · 93
グラフ作成 · 189
グラフの種類 · · · · · · · · · · · · · · · · · · · 169
クローズドエンド · · · · · · · · · · · · · · · · 32
クロスチェック · · · · · · · · · · · · · · · · · · 51

経営分析 · 88
継続的な学習 · 52
ケースシナリオの作成 · · · · · · · · · · · 138
結果（Results） · · · · · · · · · · · · · · · · · 224
結論（Conclusion） · · · · · · · · · · · · · 224
研究計画 · · · · · · · · · · · · · · · · · 205, 211
研究デザイン · · · · · · · · · · · · · · · · · · · 203
研究手順の詳細化 · · · · · · · · · · · · · · · 208
言語設定 · 12
現実とのリンクの限界 · · · · · · · · · · · · 57
研修会の案内 · · · · · · · · · · · · · · · · · · · 102

考察（Discussion） · · · · · · · · · · · · · 224
コード · · · · · · · · · · · · · · · · · · · 185, 186
コード生成 · 181
誤情報のリスク · · · · · · · · · · · · · · · · · · · 8
コミュニケーション練習ツール · · · · 133
コミュニティフォーラム · · · · · · · · · · 44

234

さ行

最新情報の提供ができない ……… 45
サイドバー ……………………… 20
参考文献（References）………… 224
散布図 …………………………… 221

視覚的な要素 …………………… 169
自己成長ループ ………………… 148
自主トレーニングメニュー …… 97
疾患／症状概要 ………………… 156
自動翻訳 ………………………… 176
条件付け ………………………… 35
情報源の確認 …………………… 50
情報収集 ………………………… 213
情報の信頼性と責任の所在 …… 47
情報リテラシー ………………… 50
抄訳の作成 ……………………… 194
抄録の作成 ……………… 162, 163
初期計画 ………………………… 205
序論（Introduction）…………… 223
新人セラピストへのフィードバック 139
診療情報提供書（サマリー）の作成 … 62

推測統計 ………………………… 219
スキルアップ支援 ……………… 148
図表・チャートの作成 ………… 181
スマートフォン ………………… 178
スライド構成案 ………………… 166
スライドごとの情報の整理 …… 168
スライド作成の効率化 ………… 174

設定ボタン ……………………… 20
説明資料 ………………………… 88

セルフリフレクション ………… 148
選択肢を提示 …………………… 29
選択・判断の限界 ……………… 57

相関研究 ………………………… 220

た行

大規模言語モデル ……………… 4, 5

中止基準 ………………………… 81

通知の設定 ……………………… 222
積み上げ棒グラフ ……………… 170

ディープラーニング …………… 4
データ解析 ……………………… 219
データの視覚化 ………………… 222
適切な質問 ……………………… 52
電子カルテ ……………… 62, 114

な行

ニュースレター ………………… 44

塗り絵の画像生成 ……………… 94

ネガティブフィードバック …… 139

は行

バイアス ………………………… 51
背景情報 ………………………… 29
箱ひげ図 ………………………… 221
発表方法 ………………………… 171
ハルシネーション ……………… 49

表題（Title） · · · · · · · · · · · · · · · 223

フィードバック · · · · · · · · · · · · · · · 33
フィードバックガイドラインの作成 139
フィードバックシナリオ · · · · · · · 144
フィードバックループ · · · · · · · · · · 53
フォローアップ · · · · · · · · · · · · · · · 29
不適切な応答が表示される場合 · · 26
プライバシーの保護 · · · · · · · · · · · · 47
プリセプター · · · · · · · · · · · · · · · · 112
プレゼンテーション · · · · · · · · · · 164
プレゼンテーションの作成 · · · · · · 166
プレゼンテーションのデザイン 162, 169
プログラム · · · · · · · · · · · · · · · · · 182
プロンプト · 4, 5, 28, 31, 38, 106, 165,
　　202
文献管理ツール · · · · · · · · · 192, 198
文献検索 · · · · · · · · · · · · · · · · · · · 213
文献整理 · · · · · · · · · · · · · · · · · · · 226
文献のまとめ方 · · · · · · · · · · · · · · 192
文献の要約 · · · · · · · · · · · · · 192, 214
文書の修正 · · · · · · · · · · · · · · · · · 226

ペルソナ · · · · · · · · · · · · · · · · · · · 132
偏見 · 51
偏見と誤情報のリスク · · · · · · · · · · 46

棒グラフ · · · · · · · · · · · 169, 184, 221
方法（Methods） · · · · · · · · · · · · · 223
ホームページ作成 · · · · · · · · · · · · · 82
ポジティブフィードバック · · · · · · 139
保存の方法 · · · · · · · · · · · · · · · · · · 24

ま行

マニュアル作成 · · · · · · · · · · · · · · · 76
無料プラン · · · · · · · · · · · · · · · · · · 12
メール対応 · · · · · · · · · · · · · · · · · 100
模擬患者を用いたケーススタディ · · 127

や行

有意水準 · · · · · · · · · · · · · · · · · · · 220
ユーザーアイコン · · · · · · · · · 13, 14, 20
有料版 · · · · · · · 93, 96, 116, 123, 180
有料プラン · · · · · · · · · · · · · · · · · · 12

ら行

ラベル付けの方法 · · · · · · · · · · · · · 24
ランダム化比較試験 · · · · · · · · · · · 220

リハビリテーションプラン · · · · · · · 69
リフレクション · · · · · · · · · · · · · · 155
領域特定の限界 · · · · · · · · · · · · · · · 57
リライト · · · · · · · · · · · · · · · · · · · 226
臨床実習指導者のフィードバックコメン
　　ト · 107
倫理的な配慮 · · · · · · · · · · · · · · · · · 47

ログを保存する · · · · · · · · · · · · · · · 26
論文作成 · · · · · · · · · · · · · · · · · · · 223
論文の構成 · · · · · · · · · · · · · · · · · 223

著者プロフィール

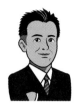

松田 雅弘（まつだ ただみつ）
支援工学、小児を中心とした理学療法士として活動中。理学療法に技術を導入することで、対象者もセラピストもWell-beingな社会の創造を目指しています。
2019年　順天堂大学保健医療学部　先任准教授
2019年　日本支援工学理学療法学会　理事長
2024年　順天堂大学保健医療学部　教授

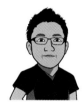

海津 陽一（かいづ よういち）
医療法人社団日高会 日高リハビリテーション病院で理学療法士として勤務。学術面では群馬大学大学院保健学研究科博士後期課程を修了。運動器疾患を中心とした臨床研究、スポーツバイオメカニクス研究（投球動作）などを行っている。また、note（https://note.com/super_human/）やX（https://x.com/copellist）にて、英文抄読を毎日行うほか、ChatGPTなどの人工知能に関する英文抄読も積極的に行っている。
2010年　医療法人社団日高会に入職。現在は日高リハビリテーション病院に勤務
2022年　群馬大学大学院保健学研究科博士後期課程 修了

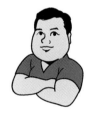

髙橋 忠志（たかはし ただし）
急性期病院で理学療法士として勤務。急性期全般、生活期のボツリヌス治療などを行っている。3学会合同呼吸療法認定士、栄養治療専門療法士、日本摂食嚥下リハビリテーション学会認定士、認定理学療法士（脳卒中）などの資格を取得。
2011年　東京都保健医療公社　荏原病院リハビリテーション科に入職
2018年　同　主任
2022年　地方独立行政法人東京都立病院機構　東京都立荏原病院リハビリテーション科主任（組織変更による）

執筆協力
趙 孝哲（ちょう たかのり）
医療法人萩仁会　はぎわら病院リハビリテーション室
急性期病院にて理学療法士として勤務。整形外科疾患の術後や慢性疾患、スポーツ疾患の幅広い年齢層のリハビリテーションに幅広く携わる。

※ 追加情報がある場合は弊社ウェブサイト内「正誤表／補足情報」のページに掲載いたします。
https://www.miwapubl.com/user_data/supplement.php

セラピストのためのChatGPT活用ガイド
業務効率を最大化する賢いAIの使い方

発　行	2024年12月25日　第1版第1刷Ⓒ
著　者	松田雅弘・海津陽一・髙橋忠志
発行者	青山　智
発行所	株式会社 三輪書店
	〒113-0033　東京都文京区本郷 6-17-9 本郷綱ビル
	TEL 03-3816-7796　FAX 03-3816-7756
	https://www.miwapubl.com/
装　丁	関原直子
印刷所	シナノ印刷 株式会社

本書の内容の無断複写・複製・転載は、著作権・出版権の侵害となることがありますのでご注意ください。
ISBN 978-4-89590-838-2　C3047

|JCOPY|＜出版者著作権管理機構 委託出版物＞
本書の無断複製は著作権法上での例外を除き禁じられています。複製される場合は、そのつど事前に、出版者著作権管理機構（電話 03-5244-5088、FAX 03-5244-5089、e-mail: info@jcopy.or.jp）の許諾を得てください。